京师传播文丛

京师传播文丛

医患共同体：
数字健康传播的图景想象

周敏　郅慧　著

中国国际广播出版社

本研究为国家社会科学基金项目"网络社会资本对我国新型医患关系建构的影响研究"（项目编号：18BXW086）的研究成果。

总　序

把握数字革命基础上的传播变革是
一项亟待破解的时代命题

喻国明

习近平总书记在主持中共中央政治局第十二次集体学习时强调："全媒体不断发展，出现了全程媒体、全息媒体、全员媒体、全效媒体，信息无处不在、无所不及、无人不用，导致舆论生态、媒体格局、传播方式发生深刻变化。"智能化革命是一场划时代的跨越，是从工业文明向数字文明的深刻转型，正在带来传播领域的巨大变化。面对数字革命所带来的一系列现象级的改变，如何从总体性上把握技术驱动下社会传播领域的变化趋势、深层逻辑及演化机制，已成为实现传播实践有序发展和不断升级的必答题。

一、数字革命的全面渗透正在引发传播领域的一场革命

社会的智能化是一场革命，事实上，数字革命技术的全面渗透导致的关键变化是对传播网络所链接的全部关系的总体性重构。不同于对某些传播环节及某个传播要素所进行的"小修小补"的改良性技术，数字革命技术的全面渗透将创造一个无限量的巨大信息网络，并将从前无法纳入其中

的更加多维的关系连接纳入人的实践体系的可操控范围中，也即从传统的人与人之间的连接全面走向人与人、人与物、物与物之间的系统连接，创造智能终端之间的超级链接体系。

显然，当一系列新的关系要素实现了对于人类实践的"入场"，便会使社会传播成为一个"开放的复杂巨系统"，并在多重、多维的复杂因素的交织影响下实现"换道行驶"。媒介的迭代与技术的升维从某种意义上看就是持续地为传统社会中相对无权者"赋能""赋权"。数字技术改变了传媒行业因机械复制技术所形成的"一对多""点对面"式的信息垄断格局，瓦解了传统社会信息不对称的大众传播秩序。"人人都是传播者"极大地推动了丰富多彩、纵横交错的不同连接方式的交流与传播的实现，实现了更多的传播模式的涌现："物"成为新的公共信息"承载者"，社会热点的表达凸显出"后真相"、非理性等特点，关系认同、情感共振成为社会沟通与社会共识建立的关键，而平台级媒体及作为其运行内在引擎的智能算法则成为信息传播的关键性中介。

可见，未来的数字化治理必须超越仅着眼于传播领域中某个要素、某些环节的改变，而就事论事地制定某类传播主体发展路径或治理对策的传统视角的局限，应依据复杂性理论的范式、因循生态学理论、演化博弈理论以及社会网络学习理论等路径，针对我国传播领域的发展现状和未来趋势构建起一整套符合未来传播实践的传播生态治理的系统模型，从多元行为的关系连接与交互维度上去把握传播生态系统的发展演化过程，并基于此引导新时代社会信息传播系统实现健康有序和可持续的发展。

二、数字革命技术促成传播生态的全面重构

上述对于传播环境根本性变革的分析告诉我们，在数字革命技术的强大作用下，媒介产业的变革方向和媒介融合的发展路径已经成为现阶段传

播领域的重中之重。总的来看，迄今为止主流媒介的传播实践呈现出较为显著的"传播者中心"的立场。然而，新时代传播领域的基本现实是：在"个人"为社会运作基本单位的微粒化社会中，多层成分、多元主体已经成为构造传播场域的基本力量，受传者已经不再是我们所熟悉的"大众"，而是基于"圈层化"存在的一个个有血有肉、有个性、有情绪、有特定"趣缘"彼此支持下的人；"摆事实讲道理"式的大众传播逻辑在这里遇到了关系连接与圈层"茧房"的强大阻击，传播的触达、认知与认同机制发生了重大改变。媒介融合进程中如何实现新传播环境下的全程媒体、全息媒体、全员媒体、全效媒体的目标，达到主流资讯无处不在、无所不及、无人不用的境界，必须有一个生态级意义上的"羽化成蝶"的深刻改变。

首先，从传播内容的供给侧来考察，短视频和直播在人类历史上第一次把社会性传播的门槛降到如此之低，让每一位用户都可以发出自己的声音。而5G对于视频的加持则强化和扩大了这种"泛众化传播"的社会影响的宽度与深度。并且，数字革命时代的无人机普及，各种环境中摄像头、传感器无所不在，都进一步超越了传统媒体的时空局限与感官局限进行丰富多彩、立体多维的信息采集，而其中的某些具有社会价值的信息则可能经智能系统自动加工后直接发送给多元用户。概言之，数字技术带来的"泛众化"的传播供给侧，致使多元传播弥漫在人们的各类日常生活的场景中。

其次，就传播形式的丰富和扩张而言，数字革命时代的传播因其传播形式的"全息化"、多样态，信息传播已"渗透"社会生活的方方面面，成为无所不在、无时不有的影响力"在场"。而传播技术的应用会以用户场景为聚焦点而不断创新信息的组织形式、传播模式和内容形态。就传播载体"全程""全息""全员""全效"而言，随着以短视频为代表的视觉传播成为社会传播的主流形态，内容传播者因应当下移动化、碎片化和社交化的传播场景，以主题人物、热点事件和温情故事等为主要题材，通过碎片化的视觉表达和情感共振、关系认同的传播模式广泛应用，使得内容生产与传播形式转型为一系列直击人心的混合情感传播模式。

最后，智能化也使传播渠道发生了全新的变化。面对媒介生产和用户端的赋能赋权，极具多样性和复杂性的信息生态出现了供需危机，内容传播的精准化已成为"互联网发展的下半场"传播转型的重点。智能分发中的算法机制所要解决的终极问题是要把合适的内容传播给适切的用户。依托机器算法且拥有海量用户及强大黏性的平台遽然崛起成为平台型媒体，它承担起连接信息生产者和用户的开放、多元和普适的平台型中介的角色。而伴随着"生产者—平台媒体—用户"模式的确立，执掌信息选择权的重心正在从传统主流媒体过渡到平台型媒体。原本处在内容生产传播引领者位置的传统主流媒体正在逐渐弱势化和边缘化，成为影响力有限的专业的新闻和观点的供给者，而平台型媒体则逐渐跃升为新的行业操纵者和传播规则的制定者，实现了向传播权力中心的跃进。

三、数字革命推进面向未来的传播实践的革命性转向

传播技术的智能化发展为现实社会以及虚拟网络空间中的传播机制和传播效应带来了一系列新的挑战，也带来了元宇宙、区块链、物联网、移动互联、XR（扩展现实）、云计算、流媒体视频等技术的新发展，它们正在深刻地改写传播领域以及社会发展深层逻辑。这已经不是一项"弯道超车"的发展模式，而是一项"换道行驶"的全新发展模式。因此，关注智能化技术革命下传播领域内外的革命性改变，全面把握社会传播生态系统与权力格局的变迁态势，系统审视智能技术革命下网络社会空间治理模式和范式转型变革中亟待突破的关键问题和基本应对思路，应该成为新闻传播学实践转向的关键。传播实践已经站在全新的拐点上，面对"换道行驶"

的全新未来。它包括且不限于：

——全社会的"媒介化"。媒介化理论视角认为，媒介可以与其他社会范畴相互建构，作用于人类社会形态的媒介形式，其意义远胜于其内容。这一理论视角强调了媒介逻辑对社会的建构作用，也强调了媒介与社会的相互形塑。人作为居间主体，其实践具有能动性，因此，可以通过宏观和中观型态与实践的分析对媒介化进行解构，探究行动场域中不同社会角色之间社会交往和关系的变动模式，包括个人与组织、个人与媒介、社会与媒介关系的变革，从实践视角分析和把握媒介化能够为我们搭建经验材料分析的实践基础，更好地帮助我们把握媒介化进程中的微观、中观、宏观层级变化。

——"型态"与社会实践的结合。"型态"是指智能新媒介技术催生出的新的社会行动方式和组织起的新的社会交往关系，包括个人与组织、个人与媒介、社会与媒介关系的变革，它将全面助力智能新媒介逻辑对社会实践的形塑。未来的传播实践必须超越传统的媒介实践范式，将媒介与个体借由行动空间串联起来，将社会学相关概念融入媒介化实践的决策视野。以"型态"与社会实践的视角展开探索与创新，以"点—线—面"的实践试点为依据，运用更为贴合的理论工具，以期在未来传播中对媒介化理论与实践及其社会效果的把握有全新的突破。

——媒介与社会变迁的"互构"。在过往的传播实践中，媒介或是被置于社会发展的关键节点——媒介以其自身的"偏向"解构社会形态，或是被理解为承担既定社会功能的一种"工具形式"，这种将"媒介"与"社会"相分离的实践模式忽略了媒介的作用过程，变成单纯强调媒介与社会之间的决定/非决定关联的实践范式。我们认为，借鉴SCOT（技术的社会建构）路径，同时对媒介演进基本逻辑与实现机制做出探索，不仅考虑科技物体本身，而且考虑科技物体的发展过程，摒弃科技决定论，也反省社会决定论，同时观照媒介对社会的影响及社会对媒介的作用，思考媒介与社会之间的相互形塑（mutual shaping）、相互生产（coproduction）的"互构"关系及其实践。

——媒介影响社会结构的"制度化"。"制度化"的行动路线，即将媒介的形式视为一种独立的制度化力量，强调并致力于实现媒介作为社会现实框架的组成要件。制度视角致力于把握特定情形下社会结构如何扮演社会交往的资源，以及社会结构如何通过能动性得以再生产和变化，这也是所谓媒介逻辑的作用规则。媒介逻辑被用来描述媒介所具有的制度的、审美的、技术的独特样式及特质，以及借助正式和非正式规则运作的方式，从而提升媒介有效地影响更为广泛的文化和社会的能力。

正是在这一时代命题之下，作为有"学新媒体到新街口"之美誉的北京师范大学新闻传播学院与中国国际广播出版社签署了"京师传播文丛"（共12本）的出版计划，为回答新时代、新传播的发展命题奉献我们北师新传学人的心力与智慧。首批出版的4本书是：《情绪：网络空间研究的新向度》《重构传播学：传播研究的新范式、新方法》《互联网平台未成年人保护发展报告（2022）》《医患共同体：数字健康传播的图景想象》。相信第二批、第三批著作将更为精彩，让我们翘首以待。

（喻国明，北京师范大学新闻传播学院教授、博士生导师，北京师范大学"传播创新与未来媒体实验平台"主任，中国新闻史学会传媒经济与管理专业委员会理事长）

2022 年 8 月

目 录
CONTENTS

第七章

网络社会资本对医患共同体的媒介影响　　　　**083**

第八章

医患共同体建设的未来愿景　　　　**095**

绪　论

　　医患关系一直都是中国社会面临的复杂议题之一。在复杂性、流动性与不确定性交织的风险社会背景下，医患关系成为医患双方为应对现代性风险而采取行为带来的必然结果。纵观医患关系发展的历史进程，医患双方以医疗行为为纽带，进行着多元交往。在传统的医疗服务中，医患关系是较为敏感的一环，因为医生与患者之间不顺畅的沟通或者双方信息的不对等，医疗纠纷、医闹事件比比皆是。随着现代各种制度性因素对医患关系的系统性嵌入，传统医患关系的影响因素发生更为明显的转变，政治、经济、文化等多元变量参与到医患关系的构建之中，使得熟人关系在医疗活动中的作用日渐式微，而制度信任的作用不断被强化。与此同时，我国医患关系呈现出医患需求多元化、医患交往经济化、医患心理情感化等新的发展趋势。

　　互联网、大数据、5G（第五代移动通信技术）等先进技术的发展给人类日常生活带来了诸多便利，也使得基于场景化、便捷化的互联网医疗飞速发展。2020年12月，国家卫生健康委、国家医疗保障局、国家中医药管理局联合发布《关于深入推进"互联网＋医疗健康""五个一"服务行动的通知》（国卫规划发〔2020〕22号），指出医疗机构要在持续改善线下医疗服务行动的同时，通过先进技术拓展医疗服务空间和内容，积极为患者提供在线便捷高效服务。[①] 在政策助推和行业发展下，在线医疗的参与者逐渐增多，作为医患关系构建的主体呈现多元化的发展态势。根据中国互联网络信息中心（CNNIC）发布的数据，截至2021年12月，我国在线医疗用户规模达2.98亿，同比增长38.7%。[②] 互联网及智能终端因其便捷性、实时性和丰富性，在吸收广泛的医生、医院资源，解决医疗资源不均衡、线下问诊困难等问题方面成效显著，也成为医患关系建设的重要渠道。

当前，关于医患关系建立的主张仍停留在医与患的合作本身，而未能从更全局、更广阔的视野来考虑医患关系治理和医患共同体建设的路径。[③] 为推动医患关系的良性发展，学界与业界曾积极提出构建医患共同体的主张。本研究渴望通过对医患共同体中多元化因素的分析，获得医患共同体建设中的核心因素，从而提供科学合理的沟通对策，探索新媒体时代医患共同体重构的合理性与必然性。该结果对于提升医患双方的沟通与行为效率以及构建和谐医患关系具有十分重要的现实意义。

一、理念阐释：从医患关系到医患共同体

作为一种社会关系，医患关系深深根植于中国特殊的社会结构，其发展也受到中国经济发展水平、社会互动结构以及文化基因的影响，并

---

① 国家卫生健康委，国家医疗保障局，国家中医药管理局.关于深入推进"互联网＋医疗健康""五个一"服务行动的通知［EB/OL］.（2020-12-04）. http://www.gov.cn/zhengce/zhengceku/2020-12/10/content_5568777.htm.

② 中国互联网络信息中心.第49次《中国互联网络发展状况统计报告》［R/OL］.（2022-02-25）. http://www.cnnic.cn/n4/2022/0401/c88-1131.html.

③ 吕小康.风险社会中的医患共同体建设［J］.南京师大学报（社会科学版），2022（3）：68-77.

受到以公共卫生服务体系、医疗服务体系、医疗保障体系、药品供应保障体系为支撑的医疗卫生体制的结构性约束。医疗卫生体制改革的不断深化，推动人民健康生活和医疗卫生服务的公平性和可及性改善，构建了医患关系发展的深层次动力。当医疗和健康成为政府公共治理的目标时，基于职业分工形成的自发性医患关系，就会成为"政府—医生—患者"的三元关系，政府通过卫生政策形塑医生行为和患者预期，进而影响到医患关系。[①]

对医患关系的阐释是一个开放性的问题，其中蕴含着不同学科、不同视域对这一概念的多元理解，不断拓宽着医患关系的内容边界。从本质上看，医患关系作为社会关系的一种类型，在人与人之间的社会互动中产生。在社会互动中，对方与自己的关系决定了对方在自己人际圈中所处的位置以及自己处理与其相关事项的优先级。因此，医患关系是医务工作者群体与其他社会成员基于医学求助行为而结成的一种基于社会分工而形成的特定社会关系。[②]概言之，狭义的医患关系指医患双方在自愿和自主选择的基础上所形成的一种特殊的相互关系，而广义的医患关系可以看作一种复杂的社会关系，具有人际交往的性质。这里的"医"不仅指医生，还指包括护士、医技人员、管理人员和后勤人员等在内的医疗群体；"患"也不仅指患者，还指与患者有直接或间接关系的亲属、监护人，甚至患者所在的工作部门和单位等，此时患者的有关人群便成为其利益的代表者。

理论发展和现实实践的多种结果表明，医患关系已经不仅仅是医生与患者双方基于单纯的职业分工而形成的关系，其背后蕴含着深刻且多元的

① 房莉杰.中国新医改十年：从社会维度加以观察［J］.文化纵横，2018（5）：119-127.

② 吕小康.从关系治理到共同体建设：重建医患信任的协同路径［J］.南京师大学报（社会科学版），2020（4）：84-93.

社会机制与社会结构。医患关系作为社会系统中的一环，其内部的医生、患者、诊疗过程等要素存在着长期互动的关系，而其作为社会的子系统，又与外部的经济、政治、文化系统存在着诸多联系，这种长期性、综合性、系统性的关系使得医患关系理念内涵的表述应随时代发展和社会变革做出相应调整。从总体上看，医患关系是宏大社会关系"浓缩"的体现，国家医疗体制、医院管制制度、文化层面的医学观、健康观、死亡观等均蕴含在医患关系的维度中。因此，医患共同体的概念更有助于我们理解当下多元、互动的医患关系建设，进而以一种更广阔的视角看待医患问题。

医患共同体的概念既表明主体间的责任界定与协同机制，又蕴含着深刻的价值导向。医患之间的共同体，分为利益共同体与价值共同体两个层次。具体而言，医患之间起于利益共同体，因为"医"和"患"不仅有着战胜病魔、早日康复的共同目标，而且战胜病魔既要靠医生精湛的医术，又要靠患者战胜疾病的信心和积极配合。[①]而后，医患关系上升到情感—道德共同体，最后成为价值共同体。双方应具有内在的情感凝聚力和相互团结的力量，在交往中保持道德上的信任，对涉及生死的重大问题形成共同的认识和价值判断[②]，进而净化个体的生死观、疾苦观、医疗观（医疗期待），秉持敬畏、悲悯、感恩、豁达、坦然的生命态度，在抗拒疾苦、死亡与顺应生命进程之间，在强干预治疗与弱干预姑息之间寻找一份张力。[③]作为一种社会组织，价值共同体区别于其他群体的核心在于它从道德关系上体现了成员之间在精神和情感上相互依存的关系和组织高度整合

---

① 陈竺.医患双方是利益共同体［N］.人民日报，2009-12-10（18）.

② 潘新丽."共同体"的分离与重建：当代医患关系的医学哲学思考［J］.华中科技大学学报（社会科学版），2015，29（2）：109-113.

③ 王一方.治本之策 培育医患间的共同体文化［EB/OL］.（2012-11-30）. http://www.cn-healthcare.com/article/20121130/content-437374.html.

的状态。^①利益共同体是价值共同体形成的基础，价值共同体则是利益共同体维系的力量。中国情境下的医患共同体具有深刻的本土化含义，其共同福祉在于实现"人民健康至上"的基本宗旨。不论是医方还是患方，都是人民群众的有机组成部分，具有最本质利益的相通性。^②因此，从医患关系到医患共同体的理念转变，不仅适应了当下社会发展与变革的复杂性要求，更从人文层面增加了对于医患双方研究的温情与关怀，具有深刻的现实依据与理论支持。

二、语境聚焦：新媒体与中国语境下的医患共同体

互联网的发展为个体提供了更多获取健康信息的渠道，新媒体已经成为一种有效获取健康信息的潜在渠道，并且能够为患者最终的医疗或健康决策提供帮助，推动着以患者为中心的医患沟通模式（patient-centeredness）的进一步发展。根据研究对象的不同，国内外关于新媒体对医患共同体的影响研究主要分为患者视角、医生视角及医患沟通视角等。新媒体为患者交流和分享患病经历提供了空间，为医生的病人联盟的形成提供了可能；形成了网络共享性的患病体验；多样化的论坛和自媒体环境赋予患者前所未有的健康话语权，使其成为"外行专家"，并有了和医生讨价还价的权力。^③此外，有学者在医患沟通的研究中认为，医生在和患者成为朋友后，

---

① 潘新丽."共同体"的分离与重建：当代医患关系的医学哲学思考［J］.华中科技大学学报（社会科学版），2015，29（2）：109-113.
② 吕小康.风险社会中的医患共同体建设［J］.南京师大学报（社会科学版），2022（3）：68-77.
③ 苏春艳.当"患者"成为"行动者"：新媒体时代的医患互动研究［J］.国际新闻界，2015，37（11）：48-63.

有可能对医生的专业性和权威性有所损害。如何定义和把握医生在专业领域和生活领域的边界，成为新媒体背景下医患共同体所面临的新议题。

从中国本土语境看，由儒家思想支配的社会等级观念从中国古代社会延续至今，从血缘关系、亲属关系到熟人关系，中国社会关系自古就具有以家庭为核心向外辐射的特征。基于关系之上的认同和信任成为中国人社会心理的深层结构，中国人习惯通过"共同好友"或"朋友的朋友"来化解初始信任时的困境。[1]中国人以关系为中心的社会生存论在医患共同体的互动场域中突出表现为关系就医[2]，即患者通过各种社会关系前往医院就医的一种社会现象。医生作为理性社会人，即使拥有权威的专业知识，但由于缺乏其他社会资本，同样希望将自身占有的稀缺且多余的社会卫生资源转换为其他社会资源，而受托替人诊病便为其提供了有利的市场和平台。[3]随着现代化进程加快，以实用性为导向的交换网逐渐取代传统混有情感性与工具性的交换网，由此出现了信任危机。[4]特别是在医疗体制市场化改革的推动下，患者对医生的角色认知出现失调，以往对医生内隐的敬畏态度与医生的"逐利形象"发生冲突，患者对于医生的高角色期待无法被满足，医患间的信任危机日益加剧。[5]可以说，道义论和功利论的内在冲突、"本位集体主义"、"中国式利己主义"及交往理性的缺失、公

---

① 屈英和."关系就医"取向下医患互动的错位与重构［J］.社会科学战线，2010（2）：242-245.

② 王华，刘金兰.关系就医与关系信任：中国医患形成初始信任判断的认知捷径［J］.中国社会心理学评论，2018（1）：161-171，181-182.

③ 姚澄.熟人社会中托人看病现象之初探［J］.医学与社会，2009，22（5）：10-12.

④ 翟学伟.关系研究的多重立场与理论重构［J］.江苏社会科学，2007（3）：118-130.

⑤ 王华，刘金兰.关系就医与关系信任：中国医患形成初始信任判断的认知捷径［J］.中国社会心理学评论，2018（1）：161-171，181-182.

共理性的空场等是当代中国医患关系日趋紧张的深层次原因。[①]在此背景下，中国语境下的医患双方试图借助社会关系纽带形成建立信任的认知捷径，这在一定程度上反映了中国医患共同体建立的独特文化环境和文化基因。

三、现实观照：医患共同体建设的必要性与重要性

医患共同体的概念深深根植于社会发展的宏观逻辑与医患双方的微观互动过程，基于共同体的价值逻辑，建立平和、理性的互动机制和沟通氛围，是修补医患共同体理念与现实情况复杂性之间裂缝的重要方式。

（一）医患共同体是建立社会信任的"助推器"

信任，既是构建良好医患共同体的必要条件，也是推动良好社会风尚的重要目标。有学者把信任定义为："一个人相信他人不会采取行动来利用自己的弱点的程度。"[②]信任意味着一个人会致力于采取能够为对方带来积极结果的行动。[③]学者Kinlaw（金劳）在1991年将信任划分为以下几个维度：言行一致；行为始终如一；愿意倾听别人的想法，尊重别人的意见；共享信息以及寻求帮助；避免偏袒；表露私人信息；承认别人的技能和天赋。信任是一种"最基本的心理状态"，可以看作一系列的社会学习和社会

①　邱杰. 当代医患纠纷的伦理域界［M］. 合肥：安徽大学出版社，2011：64-68.

②　MORROW J L, HANSEN M H, PEARSON A W. The cognitive and affective antecedents of general trust within cooperative organizations［J］. Journal of maganerial issues, 2004, 16（1）：48-64.

③　DECKOP J R, CIRKA C C, ANDERSSON L M. Doing unto others：the reciprocity of helping behavior in organizations［J］. Journal of business ethics, 2003, 47（2）：101-113.

预期，它们是在人与人之间、人们所生活的组织机构以及自然和道德的社会秩序中形成的。①信任可以被用来评估医患关系，也可以看作医患关系的一种结果。医患共同体间的信任指"有信心认为治疗将会是精确、可靠和成功的"②。具体而言，医患共同体中的信任主要关注两个问题：第一，医生能否进行精确的诊断并且提供合适的治疗。第二，医生能否满足病人的最大利益。③这两个问题强调了医生在整个医疗体系中所扮演的重要角色，因为病人必须要依靠医生来获得信息，解决自己的问题，病人处于弱势地位。医生的专业化可以保障病人的安全，减轻他们的脆弱感。

医患共同体间信任的建立是反复、动态和双方互动的过程。中国式的医患信任通常具有关系信任的特征，即希望能够将患者托付给熟人或熟人的熟人进行治疗，这实际上正是运用了拓展性接触的方法：希望通过自己群体内部成员的社会关系引入外群体成员而增加信任度。④当下，互联网虽然成为人们寻找健康信息的重要来源，但是基于互联网的健康信息往往不够精确或完整。当病人向医生述说自己在网上搜寻到的不够专业或权威的健康信息时，可能会引起医生的不满，影响二者之间的信任，从而使医患共同体之间的关系恶化。医患关系包括很多议题，而信任问题是其中最为核心的一个。病人想要获得话语权，这在某种程度上反映了其对医生

①　BARBERÁ P. How social media reduces mass political polarization. evidence from Germany, Spain, and the U. S.［EB/OL］.（2015-10-26）. http://pablobarbera. com/static/barbera_polarization_APSA.pdf.

②　RADWIN L, ALSTER K. Outcomes of perceived quality nursing care reported by oncology patients［J］. Sch inq nurs pract, 1999, 13（4）: 327-343.

③　NEWCOMER L N. Perspective: measures of trust in health care［J］. Health affairs, 1997, 16（1）: 50-51.

④　吕小康.医患共同体建设的社会心理学进路［N］.光明日报, 2015-11-14（11）.

的不信任。因此，新媒体赋予病人话语权的背后，是医患关系面临的信任危机。

社会信任是由社会结构中的微观要素构成的，而医患共同体则是一种具有临时性、后天获得的角色关系，一定程度上可视为社会关系的典型缩影。从医患共同体的建立出发，以医患之间、医患与社会环境之间的互动过程为依托，在关系改善、结构调整中达成信任，在一定程度上审视其过程中的认同联结方式，维系医患共同体内部的凝聚力，提升内部主体和诸要素的安全感和舒适感，为建立社会信任奠定基础，成为建立社会信任的"助推器"。

（二）医患共同体是深化医药卫生体制改革的"压舱石"

医患共同体是蕴含着多元主体的复杂社会关系，也是医疗实践中最重要且最需要得到重视的人际关系。在我国，为推动医患共同体建设，实现和谐健康的医患关系发展，政府部门、医疗机构以及社会各界都曾做出诸多努力，通过医药卫生体制改革等举措推动医患共同体的建立。2020年7月，卫生健康委、中医药管理局《关于印发医疗联合体管理办法（试行）的通知》（国卫医发〔2020〕13号）公布，提出进一步推进分级诊疗制度建设，构建优质高效的医疗卫生服务体系，加快推进医联体建设，逐步实现医联体网格化布局管理，推动医疗卫生机构发展方式由以治病为中心向以健康为中心转变。①2022年5月，国务院办公厅印发《深化医药卫生体制改革2022年重点工作任务》，提出2022年医改工作四个方面的21项具体任

---

① 卫生健康委，中医药管理局.关于印发医疗联合体管理办法（试行）的通知〔EB/OL〕.（2020-07-09）. http://www.gov.cn/zhengce/zhengceku/2020-07/18/content_5528009.htm.

务，包括加快构建有序的就医和诊疗新格局、深入推广三明医改经验、着力增强公共卫生服务能力、推进医药卫生高质量发展等，明确了2022年深化医改总体要求、重点任务和工作安排。[①] 深化医药卫生体制改革，强化大卫生、大健康理念，已成为我国卫生健康发展的重要方向之一。

医患共同体是广义医患关系的集中体现，其对于宏观社会环境和微观主体互动的划分可以为深化医药卫生体制改革提供新的思路。通俗地说，若只关注医患双方的单方面互动，则无法将医疗体制改革（简称"医改"）置于整个社会发展的宏观背景之下，极易忽视其中蕴含的共生机制与价值逻辑。此外，若只将医患视为单纯的利益共同体，则无法激发其在互联网和社会发展背景下所产生的新的连接，进而忽视人文关怀体系的建构和达成。而医患共同体的建设应成为医疗体制改革所应遵循的理论和实践逻辑。有学者指出，医药卫生体制改革实质是建立中国特色现代卫生财政体制，精髓是科学合理地划分国家、医方、患方和社会的健康照顾责任，关键是建立福利性质、公平、可负担和可持续的卫生筹资与支付体系。[②] 而从价值理念来看，"新医改就是要建构医患之间的共同体文化，起于利益共同体，然后上升到情感—道德共同体，最后是价值共同体（精神共同体）"[③]。

因此，医患共同体有望成为深化医药卫生体制改革的"压舱石"。以共同体建设为依托，建成制度完善、互相依存、举措有效的制度体系，凸显医患共同体中的"共情"效应，维护社会对于生命健康的价值追求，建立

① 体制改革司.《深化医药卫生体制改革 2022 年重点工作任务》政策解读 ［EB/OL］.（2022-05-25）. http://www.nhc.gov.cn/tigs/s7847/202205/22ac56640ae54aab907be798834d6fef.shtml.

② 刘继同. 中国医改困境的理论反思与现代卫生财政制度建设的基本路径 ［J］. 学习与实践，2016（7）：98-107.

③ 王一方. 治本之策 培育医患间的共同体文化 ［EB/OL］.（2012-11-30）. http://www.cn-healthcare.com/article/20121130/content-437374.html.

兼具专业追求与人文关怀的新型医药卫生体制，是医疗卫生发展可采取的重要逻辑。

（三）医患共同体是人类健康价值追求的"定盘星"

追求健康是全社会的共同愿望，维护健康则是全社会主体的共同责任和价值追求。健康问题与人类文明和社会发展紧密相关，人类健康的发展史，也是人类与疾病抗争的历史。医患共同体的建立是一个具有永恒性和前瞻性的议题。当前，全球政治、经济形势复杂，世界进入新的动荡变革期。在此背景下，健康对于社会发展的重要意义，以及社会对于健康的关注程度，都在不断提升，达到全新的理念和高度。社会对于生命健康的追求有了新的动力，指引着人类创造幸福生活的共同理想。

人类对于健康价值的追求曾多次在国家政策和国际交往中得到倡议。2020年3月，在就新冠肺炎疫情致法国总统马克龙的慰问电中，习近平主席首次提出打造人类卫生健康共同体。[①] 2021年5月，习近平主席在全球健康峰会上发表题为《携手共建人类卫生健康共同体》的重要讲话，强调："让我们携手并肩，坚定不移推进抗疫国际合作，共同推动构建人类卫生健康共同体，共同守护人类健康美好未来！"[②] 打造人类卫生健康共同体倡议展现了中国对全世界各国人民平等的生命健康权等基本人权的尊重，增进了各国民众的健康福祉。[③] 因此，共同体的建立蕴含着合作与共赢的深刻内

---

① 董扬. 构建人类卫生健康共同体，共同守护人类健康美好未来［EB/OL］. （2021-05-25）. http://theory.gmw.cn/2021-05/25/content_34872630.htm.

② 习近平. 携手共建人类卫生健康共同体：在全球健康峰会上的讲话［EB/OL］. （2021-05-21）. http://www.gov.cn/gongbao/content/2021/content_5612964.htm.

③ 刘恩东. 打造人类卫生健康共同体的时代价值［EB/OL］.（2020-03-27）. http://theory.people.com.cn/n1/2020/0327/c40531-31651299.html.

涵。只有在各国之间搭建起良性合作机制与渠道，才能良好应对全球公共卫生治理危机，重塑全球公共卫生治理秩序。

从宏观的角度来看，医患共同体与人类卫生健康共同体的概念一脉相承，可视为人类卫生健康共同体在实践层面的生动诠释。随着社会信息化、网络化、全球化的发展，人类与其他个体和周边环境的交流日益多元和便利，世界在"连接"与"再连接"中融合为相互依存的部落，其要素之间彼此关系、彼此相依，健康领域的各个主体和要素间无法孤立存在。这一背景在一定程度上改变了原有单一、静止的医患关系现状，呈现出多元、动态的医患共同体图景。"定盘星"指秤杆上的第一颗星，通常决定着秤的准确性和价值标准。从医疗诊治到医患沟通，从医疗制度到医疗环境，只有发挥医患共同体中的协同作用，减少内部力量的消耗，合力构建社会卫生健康的共同防线，建立公平合理的人类卫生健康新秩序，才能共同维护社会的健康和安全，奠定人类健康价值追求的实践基础。

第一章

中国当代医患共同体
发展历程

在当代中国结构化转型的关键时期，我国的医药卫生水平也发生着结构化转变，多种因素推动着中国当代医患共同体的发展，医患共同体也成为审视医学与社会、社会结构转型与社会关系的重要场域。宏观地看，中国当代医患共同体的发展历程可分为平稳发展期、冲突异化期和发展机遇期三个历史阶段。

一、平稳发展期：从新中国成立初期到20世纪80年代

新中国成立初期，医疗机构与医务人员的医疗行为处于计划经济体制之下[①]，由国家统一安排公共卫生事业领域的资金投入，形成相对比较完整的卫生医疗服务体系，医疗保障体制获得了长足发展，医患共同体呈现平稳发展的状态。

在城镇地区，公费医疗制度和劳保医疗制度基本上覆盖了所有的劳动者。1951年，中央人民政府政务院公布的《中华人民共和国劳动保险条例》确定了劳保医疗制度；1952年，中央人民政府政务院颁布的《关于全国各级人民政府、党派、团体及所属事业单位的国家工作人员实行公费医疗预防的指示》和卫生部制定的《国家工作人员公费医疗预防实施办法》及1953年的《卫生部关于公费医疗的几项规定》标志着我国公费医疗制度开始实施。[②]公费医疗制度和劳保医疗制度的实施基本上能够保证所有劳动者的基本医疗需求，劳动职工的家属也能够享受相应的医疗保险。在农村地

① 徐小玲. 影响医患关系的结构性因素：以对H医院医患关系的调查为例［D］. 沈阳：沈阳师范大学，2012.
② 宋皿. 社会转型背景下医患关系的变迁［J］. 理论界，2010（5）：197-198.

区，三级医疗卫生体系、赤脚医生与合作医疗，为中国农村地区提供低水平、广覆盖的医疗服务，构成了当时中国农村医疗卫生的三大支柱。[①]农村合作医疗保险的覆盖率达到 95% 以上。据国务院发展研究中心《对中国医疗卫生体制改革的评价与建议》显示，"通过以上保障制度，全国绝大部分人口在发生疾病风险时都可以得到不同程度的费用保障"。

计划经济时代的医疗卫生事业更多地体现其公益性[②]，医院的创办不是以赢利为目的的，而是为了不断提高人们的健康水平。国家对医疗的扶持，使医疗服务成为社会主义优越性的体现，成为社会福利的基本内涵。[③]医疗费用被囊括在医疗保险体系中，不仅减轻了患者看病时的经济负担，也杜绝了医生和患者之间因为费用而产生的猜忌和不信任。在这一时期，政府统一实施宏观调控，医务工作者的收入与患者没有直接关系，而是由国家统一发放，因而医患共同体之间不存在经济利益关系，杜绝了源于经济利益的冲突和矛盾，这也成为医患共同体平稳发展的主要原因。此外，医患双方的思想与观念也在多次政治运动中形成严整密实的格局，公众自我主体意识还未得到充分觉醒，主要依赖单位或组织对医患纠纷给予调整与解决。医疗服务作为为工农服务的行业，医务工作强调大公无私和奉献自我，也在一定程度上保证了医患共同体的相对稳定和谐。[④]

---

① 仇雨临.中国医疗保障 70 年：回顾与解析［J］.社会保障评论，2019，3（1）：89-101.

② 国务院发展研究中心课题组.对中国医疗卫生体制改革的评价与建议［EB/OL］.（2005-08-19）.http://chinaps.cass.cn/zhtjj/dzgylwstzdggdplyjy/201506/t20150623_2363619.shtml.

③ 徐小玲.影响医患关系的结构性因素：以对 H 医院医患关系的调查为例［D］.沈阳：沈阳师范大学，2012.

④ 黄宇，秦国宾.变迁与整合：医患关系的社会学视角分析［J］.中国医学伦理学，2006（5）：81-84.

二、冲突异化期：20世纪80年代至21世纪初期

20世纪80年代以后，我国由计划经济走向市场经济，经济体制的变化带来了社会结构的转型，同时我国开始进行医疗体制改革，我国医疗行业逐渐走向商业化、市场化。1985年，国务院批转了卫生部1984年8月起草的《关于卫生工作改革若干政策问题的报告》，其中提出，"必须进行改革，放宽政策、简政放权、多方集资，开阔发展卫生事业的路子，把卫生工作搞活"[①]。我国医改正式启动，核心思想是放权让利，扩大医院自主权，医患共同体特征随之开始发生变化。[②]

市场竞争机制的引入，使医疗机构的所有制结构逐渐由单一的公有制，转变为多种所有制并存。医疗卫生服务机构之间的协作关系逐渐演变成了竞争关系，对利益的追求成了医疗机构的重要目标，其公益性被逐渐削弱。[③]医院的商业化运作也使得人们的医疗消费水平不断提高，社会成员的收入与医疗消费不成比例，这也是造成医患共同体紧张的宏观因素之一。[④]国务院发展研究中心在《对中国医疗卫生体制改革的评价与建议》的研究报告中认为，目前中国的医疗卫生体制改革基本上是不成功的，主要表现为医疗服务的公平性下降和卫生投入的宏观效率低下。一些制度性问题与社会保障机制跟不上人民日益增长的健康与治疗需求，医疗服务的公平性

---

① 杨迪，董童.中国医疗卫生事业发展 40 年"健康中国"铺就"人民幸福路"〔EB/OL〕.（2018-12-30）. http://health.people.com.cn/n1/2018/1230/c14739-30496690.html.

② 宋田.社会转型背景下医患关系的变迁〔J〕.理论界，2010（5）：197-198.

③ 徐小玲.影响医患关系的结构性因素：以对 H 医院医患关系的调查为例〔D〕.沈阳：沈阳师范大学，2012.

④ 宋田.社会转型背景下医患关系的变迁〔J〕.理论界，2010（5）：197-198.

失衡在医患共同体中表现突出，对患者的健康状况甚至生命健康造成影响，同时也导致医患之间关系紧张、调节方式和解决办法单一化等。

从"熟人"社会向"陌生人"社会的结构转变深刻影响着我国医患共同体的发展变化。在过去，我国社会是典型的"熟人"社会，道德准则可以规范人们的各种行为，社会中的个体会顾及自身行为给周围人带来的各种影响。随着市场扩大与人员流动机会增加，"陌生人"社会逐渐形成。这种社会格局能够扩大社会个体的信息来源，促进经济发展，但社会的稳定与和谐必须依靠诚信要素的支撑。当原有的熟人式信任体系逐渐瓦解，而新的信任方式与体系却尚未建立完成时，医疗关系中的各种主体会不自觉地因为陌生感而放任某些负面行为的发生，如忽略、冷淡、不尊重、"大处方"、因纠纷出现过激行为等。[①]

医患双方观念上的差异在一定程度上影响着和谐医患共同体的构建。市场经济体制下的医疗服务如其他商品一样，社会性的医患共同体体现为一种消费关系。[②]这一时期，法律意识在社会公众中逐步得到普及，合作式、契约式与教育式中的许多特点也在我国医疗实践中逐渐有所体现。医疗领域开始关注过去被忽略的病患"权利""主体"等概念，不少患者把医患共同体看成"买卖关系"，对医学存在着认知上的偏差，对医疗技术有过高的期望，对医疗行为的高风险认识不足。[③]但同时，医生为避免不可预期的纠纷与诉讼，在无形中也加强了对器械检验的依赖。这种医患双方观念

① 黄宇，秦国宾.变迁与整合：医患关系的社会学视角分析［J］.中国医学伦理学，2006（5）：81-84.
② 陈默.医患关系发展的历史逻辑与共同体建构［J］.医学与社会，2020，33（12）：42-47.
③ 罗志阳.科学构建公立医院内部管理模式的思考［J］.中国医院管理，2007，27（2）：1-3.

上的差异，往往会导致医疗纠纷的产生，各种合力使得这一时期的医患共同体体现出更多的复杂特性。虽然我国并未出现国外日益兴起的"病患权利运动"，但是患方与医方冲突的程度与形式却明显增加，在短短十余年间各种医疗纠纷、争端与诉讼纷纷见诸报端。

三、发展机遇期：21世纪初"新医改"以来

随着医疗卫生领域诸多问题的出现，我国开始反思医疗卫生体制改革成果。2005年7月，国务院发展研究中心向社会公布报告，通过对我国历年来的医疗卫生体制改革成果进行反思和总结，得出了我国医疗卫生体制改革基本上是不成功的结论。在此基础上，我国总结了医疗卫生体制改革的经验和教训，并于2009年提出了"新医改"的方针，强调公共医疗卫生的公益性质。①

我国医患共同体也在医疗体制的不断完善中迎来新的机遇。为保障群众基本用药，减轻医药费用负担，2009年8月，卫生部等九部门发布《关于建立国家基本药物制度的实施意见》，标志着国家基本药物制度自此建立。国家基本药物制度对基本药物的遴选、生产、流通、使用、定价、报销、监测评价等各环节实施有效管理，有助于破除公立医院的逐利机制。2017年9月，全国所有的公立医院都取消了药品加成，医疗费用不合理增长的势头得到了有效遏制。同时，全面实施一般诊疗费，原则上10元左右，并将其纳入基本医保门诊统筹支付范围，按规定比例支付，基层医疗卫生机构不再另行收费。此外，实施基本药物零差率销售政策，即全部配

---

① 涂书豪.医闹问题的社会成因及其治理：基于社会医疗化的理论视角［D］.哈尔滨·哈尔滨工业大学，2021.

备和使用国家基本药物零差率销售政策，群众的就医负担持续减轻。2010年，国家鼓励各地区建立健全分级诊疗、双向转诊制度，积极推进基层首诊负责制试点。2015年9月，国务院办公厅印发《关于推进分级诊疗制度建设的指导意见》，提出构建分级诊疗制度的要求。分级诊疗制度是按照疾病的轻重缓急及治疗的难易程度进行分级，让不同层级的医疗机构对应承担不同程度疾病的诊疗，旨在扭转不合理的医疗资源配置格局，实现对医疗卫生资源的有效配置，促进基本医疗卫生服务均等化，是有效缓解民众看病难、看病贵问题的制度设计。2016年1月，国务院印发《关于整合城乡居民基本医疗保险制度的意见》，提出整合城镇居民基本医疗保险和新型农村合作医疗两项制度，建立统一的城乡居民基本医疗保险制度，并提出各地在确保覆盖范围、筹资政策、保障待遇、医保目录、定点管理、基金管理"六统一"的基础上，进一步统一经办服务和信息系统，提高运行质量和效率。[①]

互联网技术的发展成为推动医患共同体改善的重要因素。一方面，互联网优化了患者的就医体验，使患者通过在线服务了解疾病发展及转归过程，使得患者变被动为主动，更好地了解医生诊疗行为，在诊疗过程中具有更好的依从性。通过医院"互联网+"平台，患者可以获取医院和医生的信息，合理安排就医计划，避免盲目就医，对规范就医流程有着积极的效果。通过在线服务，患者可以向医疗资源丰富的地区的医院和知名专家咨询，减少了线下就医的不便，享受到更多优质医疗服务。同时，通过患者预约挂号、分诊、导诊、在线报告查询、结算等就医全流程的互联网化，形成医院、医生、患者的信息交互，有效地提高了就诊效率。另一方面，

---

① 董志勇，赵晨晓."新医改"十年：我国医疗卫生事业发展成就、困境与路径选择［J］.改革，2020（9）：149-159.

互联网弥补了医患双方的信息不对称。依托互联网形成的移动医疗给患者提供了便捷、丰富的医疗信息，使患者对疾病和治疗方法有了初步了解，同时医生在线充分倾听患者需求，有效维护了患者的知情权，逐渐弥补了医患之间由于信息不对称造成的不利影响，推动了医患共同体的进步。

值得注意的是，当下医患共同体的发展仍然受到来自经济、文化等诸因素的挑战。首先，医疗机构虽然是公益性机构，但也面临着市场化的挑战。"新医改"实施以来，公立医院医生的收入不再与药品销售及医疗服务量挂钩。然而，医生仍然受医院考核机制的影响。为应对医院的应收任务，可能出现对患者实行过度诊疗、增加护理等情况。此外，部分患者仍然会受到最高支付限额、基本药品目录等限制，中低收入群体对医疗费用的承受能力有限，容易引发医患间的利益冲突，演化成为恶性伤医事件。其次，互联网的情绪传播可能影响医患沟通的实际效果，医患共同体可能受到医媒关系的影响。今天的世界已步入后真相时代，互联网平台成为公众交流、发表言论与信息传递的重要场域，个体事件很容易在集体性叙事空间内传播，加上群体成员的情感具有传染性，情绪容易被媒介所传播的信息感染，并内化为行动者的自我认知与行为。在医患互动冲突事件中，目前患者群体对医生群体的印象多与一些负面标签联系起来，医生在被负面信息充斥的群际关系环境中提供医疗服务，更具有知觉威胁的敏感性，极易形成公众对医生群体进行道德判定的情境，导致医生群体形象被统一地符号化和污名化，从而使医生的执业环境进一步恶化。最后，随着现代社会的发展和现代医院体系的建立，具有"自发性"且"拟熟人化"的医患互动模式不再是医患共同体的主流。医师执业证书、执业药师资格证书等各类执业资格证书主要由立法机关和行政机关或是高度专业化的行业协会颁发，"无证行医"不仅不被认可，甚至还会受到法律的制裁。由此，行医者通过让渡部分行医自由，换取职业地位的稳固与维系；患者通过让渡部分择医自由，换取医生资质、求诊质量的底线保障。医患共同体逐渐由熟人关系和私人化关系转变为陌生人关系和事务性关系，其中的人格化因素逐渐被弱化，而制度化的力量开始成为形塑医患共同体的绝对性力量。这使得医学职业在很大程度上已成为"国家治理的一个延伸"。这一系列转变为我国医患共同体带来了新的思考，也成为我们面临并急需解决的重要问题。

第二章
社会资本视角下的医患共同体发展困境

作为重大民生工程之一的医疗卫生事业，是国家实现长治久安的重要基石。纵观我国医疗卫生事业的发展历程，医疗卫生体制不断改革、全民医保体系逐步完善、医疗服务资源和水平都有了大幅提升。[1]但与此同时，医患关系紧张，医患矛盾也呈现激化趋势。相关数据显示，近几年医疗损害责任纠纷案件数量变化幅度较大，2020年案件数量增长趋势显著，达到了18670件。[2]

社会资本（social capital）指的是存在于社会关系中的资源。有学者把社会资本定义为"嵌入在社会结构中的资源"。社会资本可以看作在社会交往中形成的大量资源，这些资源包括人们在社会交往中所扮演的不同角色和行为规范等。医患关系作为社会行为中的一种特殊类型，其背后显示着现代社会生活中极为重要的人际关系。对于组成个体资源的社会关系而言，社会资本包含可信度（trustworthiness）、信息（information）和规范（norm）三个特征。信任和规范是生成社会资本的机制，信息是社会资本的表现结果。本章将从社会资本角度分析目前医患关系紧张的现状及其产生原因。

一、社会资本交换不对等导致的"秩序失衡"

在患者就医和医者诊治的社会交换过程中，两者之间呈现多方面不对等的关系，长此以往将导致医患冲突爆发、医疗规则和秩序失去平衡。[3]

---

① 费太安.健康中国 百年求索：党领导下的我国医疗卫生事业发展历程及经验［J］.管理世界，2021，37（11）：26-40，3.
② 医法汇.【新春巨献】2021年全国医疗损害责任纠纷案件大数据报告丨医法汇［EB/OL］.（2022-02-07）.http://www.cn-healthcare.com/articlewm/20220207/content-1312415.html.
③ 丁顺宏.基于社会交换视角的医患关系"囚徒困境"解析［J］.昆明理工大学学报（社会科学版），2019，19（3）：34-39.

　　首先，患者和医生的权力地位是不对等的，权力的失衡导致医患矛盾和冲突的产生。患者仅在选择就诊地点和时间、挑选医院和医生时掌握主动权，这也是其权力使用最大化的阶段。[①]当医生与患者处于共同场域时，由于医患双方在文化资本方面存在显著差异，具有大量专业知识和丰富阅历的医生在诊疗过程中占据了绝对的优势地位和主场权力，这样的权力关系也直接决定了诊疗方案和就医过程由医生主导，患者只能在医生的引导下结合自身情况做出被动选择，必然处于弱势地位。在社会不断发展的背景下，地区医疗资源不平衡和患者权利意识的提升激化了医患双方在权力认知方面的矛盾。一方面，地区发展的不平衡导致医疗资源仍然存在过度集中的问题，这也意味着拥有优质医疗资源的地区的医生拥有更强势的话语权，患者只能以服从或更高层级的尊敬作为回报。患者在被支配的过程中，其自身作为主体的能动性进一步被削弱。另一方面，互联网的普及给予了患者更多获取医疗信息的渠道，他们期待能与医生实现平等的信息共享和良性互动，但往往还是被医生视为需要"配合治疗"与"遵从医嘱"的角色。医患之间角色定位不匹配是冲突和纠纷发生的重要原因之一。[②]

　　其次，医患关系实质上是一种医患双方的"投入—回报"的互惠性交换关系，但双方付出的成本和收获的报酬也存在不对等性。学者林南将社会生活中的报酬分为经济的财富、政治的权力、社会的名声三种主要类型。[③]在平等的医患交换关系中，患者除了需要付出经济成本，还需要对医

①　王涛，邵梧枭，任文慧，等.对抗或联合：角色、权力与信任机制下的医患关系研究［J］.海峡科技与产业，2021，34（3）：13-17.

②　王涛，邵梧枭，任文慧，等.对抗或联合：角色、权力与信任机制下的医患关系研究［J］.海峡科技与产业，2021，34（3）：13-17.

③　参见：林南.社会资本：关于社会结构与行动的理论［M］.张磊，译.上海：上海人民出版社，2004.

生保持足够的尊重并遵从医生的嘱咐，他们希望得到的是与付出对等的医疗服务水平和态度；医护人员则需要通过付出技术与精力、认真诊治患者来获得物质和情感方面的回报，此外还能获得一定的社会声誉。然而在社会规范无法起到有效约束作用的情况下，部分医护人员受经济利益的驱使可能会做出一些有损患者利益的不正当行为①，患者付出了远高于标准的成本，其利益被侵犯的状况使得医患之间关系僵化。此外，社会中也可能存在对医生道德绑架的现象。由于医疗资源短缺、医护人员供不应求，医生面对着较高的工作强度和压力，却常被理解为"不计回报地付出和燃烧自己""具备奉献精神"的角色，这使得被社会道德规范裹挟的医生可能会对获取与自身付出对等的物质回报难以启齿。

二、社会环境异化导致的医患"信任危机"

在中国社会转型和现代化进程中，原有的社会内在结构和规范制度发生根本性变化，导致公众的生活方式与价值观发生巨大转变。②传统社会中兼备情感性和工具性两种特征的交换网逐渐被以实用性为导向的交换网取代，信任成本急剧增加，信任危机由此出现。③

医疗体制的市场化改革也导致医患信任关系的异化。在市场化改革的推动下我国大量医疗机构呈现商业化趋势，本应定位于公益事业的医疗卫

---

① 李诗和，薛涵月.行为主义交换论视角下的医患冲突问题思考［J］.医学与哲学（A），2017，38（5）：31-33，63.

② 孙立平.社会转型：发展社会学的新议题［J］.社会学研究，2005（1）：1-24，246.

③ 周敏，侯颗.患者赋权还是医生本位？——移动医疗应用中线上社会资本对医患关系的影响研究［J］.全球传媒学刊，2019，6（3）：53-72.

生服务转变为商业化活动，一些逐利现象成为医患矛盾的重要导火索之一。医患之间的信任危机加剧，医患双方渐行渐远。

患者除了在就医过程中产生对医疗事业的认知，媒体也是公众了解医疗行业的重要途径之一。但部分媒体倾向于通过报道社会负能量事件来获取公众的关注和流量，使得长期处于媒体议程设置中的观众成为"套子里的人"，对医生的戒备和不信任日渐加剧。这种现象是导致患者对医生普遍"预设性不信任"的重要原因。①

三、社会参与意识薄弱导致的"资本缺失"

目前我国医疗领域内社会资本的参与不足，不利于健康和谐的医患关系的形成。建立和谐的医患关系应该是一项具备系统性特征的工程，仅仅依靠某一方或具体某项规定是无法实现的，必须从单纯医疗机构工作转变为全社会参与，实现医疗机构、其他相关部门以及全体公民的共同行动。②在一个共同体中，社会参与网络越紧密，社会成员就越有可能效力于共同利益，即社会凝聚力就越强，社会信任合作程度就越高。

我国在医疗卫生领域参与网络社会资本的缺失表现为医患双方之间缺少有效沟通，患者及家属在医疗活动中的参与缺乏制度性的支持。在日常医疗服务中，医患间的沟通仅局限在诊疗室这一单独的场域之下，离开医院，患者只能转变为遵从医嘱的对象，本应双向沟通的医患关系成为医生单向输出的关系。

---

① 王敏，兰迎春，赵敏. 患者预设性不信任与医患信任危机［J］. 医学与哲学（A），2015，36（3）：47-50.

② 冯珊，秦人结. 和谐医患关系的社会资本分析［J］. 现代经济信息，2015（17）：26-27.

第三章

数字革命背景下医患共同体发展机遇

当前，在数字革命背景下，5G、人工智能等新兴技术的发展，构建了医患共同体的新型发展场景。新战略、新平台、新技术、新秩序的建立为医患共同体的发展提供了重要机遇，也从宏观层面拓宽了医患共同体的边界，体现了中国医患共同体全新的发展现状。

一、新战略：国家对于医疗体制的战略布局推动医患共同体变革

随着经济发展和社会变迁，我国原有的"熟人社会"体系逐渐瓦解，中国医患信任体系由传统的基于情感的"个体信任"转向基于制度和系统的"体系信任"。[①]国家对社会医疗体系和制度的布局是影响医患共同体建立的重要因素，一系列国家级战略的出台推动了我国医患共同体的发展。

2009年，中共中央、国务院发布《关于深化医药卫生体制改革的意见》，标志着新一轮医改的全面启动。十余年的发展使得医患共同体发生重要变革。新医改改变了医院的营利性质，使其重新回归"公益"定位，着力解决患者"看病贵"的问题。此前，医疗市场的"野蛮"发展造成了人民"看病贵"的不良后果，新医改在政府指导下重提公益性和公平性原则，使得医院能够从公益维度出发，最大限度地满足患者的需求，赢得患者对医疗的信任。同时，国家财政部下发《关于进一步加强中央建设投资预算执行管理的通知》，减轻医院生存的经济压力，同时减少患者在医疗过程中的经济成本投入，缓解了长期以来的就医压力。在新医改的进程中，国

① 李仪，冯磊.论我国医患信任结构的异化及其重建路径［J］.医学与哲学（A），2016，37（8）：54-56，87.

家加大了建设基层医疗服务体系的力度，以期解决患者"看病难"的问题。在国家的财政支持下，全国基层医疗卫生机构的数量逐年增加。国家对农村三级医疗卫生服务网络进行完善，对公立医院资源过剩地区进行医疗资源重组，同时鼓励有资质的人员开办诊所或个体行医，允许大医院的专家到基层医院坐诊行医。各项措施的合理安排使各级医院都能够均衡发展，在解决"看病难"的过程中逐步改善医患之间的尖锐矛盾。此外，国家健全药品供应保障制度，规范医药市场，减少医患双方在用药方面的冲突。2017年，中共中央办公厅、国务院办公厅印发《关于深化审评审批制度改革鼓励药品医疗器械创新的意见》，积极呼吁医生和医药代表的职能归位。医药代表应当承担的是药品推广的职能，而非推销；医生则应当"以技养医"，利用专业技能为患者提供照护，以此拉动医院的经济效益。① 此项政策明确了医疗机构的发展方向，指出医疗机构需对症用药，进一步保障病人权益，弱化医患之间的利益关系。

2016年，习近平总书记在全国卫生与健康大会上强调，"要把人民健康放在优先发展战略地位"②。2017年，国务院《政府工作报告》中正式指出要实施健康中国战略，推进健康中国建设，保护和调动医务人员积极性，构建和谐医患共同体。内涵丰富的健康中国战略，以"大健康、大卫生"为理念基础，从群众观、发展观、整体观、实践观等多个角度强调了医疗卫生健康事业对整个社会发展的重要性，真正把满足和解决公众的就医需求、构建"亲和友好、平等互助、尊重团结、健康稳定"的新型医患共同

---

① 李兰.法治思维下十九大"健康中国"战略之医患关系新探［J］.佳木斯职业学院学报，2018（2）：156，158.

② 习近平在全国卫生与健康大会上强调 把人民健康放在优先发展战略地位 努力全方位全周期保障人民健康［EB/OL］.（2016-08-20）.http://news.12371.cn/2016/08/20/ARTI1471694277840960.shtml?t=636073586488906250.

体作为建设中国的重中之重。① 在《"健康中国2030"规划纲要》中，国务院提出要以完善药品供应保障体系、加强医药技术创新、提供优质高效的医疗服务、发展健康服务新业态等举措为目标，旨在重新审视医疗卫生的公益属性，构建全方位全周期的健康保障机制，重塑医务人员形象，合理处理机构、医生和患者三者之间的利益关系，以此赢得患者尊重和信任，减少医患矛盾。新时代健康中国战略的部署实施，为医患共同体建构赋予了新内容、新内涵。②

二、新平台：互联网医疗平台的发展是深化医患共同体的现实实践

互联网正在向社会经济生活的各个方面延伸，医疗作为民生保障基础，不可避免地受到信息技术的冲击。英国著名医学家格雷爵士指出，在21世纪的医疗卫生服务体系中，互联网技术的普及将颠覆传统的医患共同体，以医生为本位的时代即将被取代。③互联网平台助力医患沟通，为改善医患共同体提供新的可能性。

2015年，在第十二届全国人民代表大会第三次会议上，李克强总理首次提出制订"互联网＋"行动计划，把包括生物医药在内的新兴产业培育成主导产业，至此"互联网＋医疗"正式进入人们的视野。2018年4月，国务

---

① 禹华月.健康中国战略的内涵及实践路径浅探［J］.湖南社会科学，2020（3）：165-172.

② 刘江华.构建新型医患关系赋能健康中国建设［J］.人民论坛，2021（33）：86-88.

③ 谢广宽.互联网技术对医患关系的影响［J］.中国心理卫生杂志，2015（10）：755-759.

院办公厅印发《关于促进"互联网＋医疗健康"发展的意见》，要求充分利用信息化手段，推动优质资源下沉，创新医疗服务模式，深化便民惠民应用，对于进一步释放创新发展动能、促进业态规范发展、为人民群众提供更加便捷有效的卫生健康服务具有重要意义。国家财政部门多次拨款，加大各地医疗信息化建设力度，将宏观引导与信息安全体系建设联动。在国家层面的积极组织引导下，互联网医疗在中国正式步入新的里程。加之在新基建时代，5G网络赋予了物联网低延迟、高速率、多终端的交互能力，互联网医疗呈现出"一点触网、全网协同"的新格局，朝着普遍化、智能化、扁平化的方向稳步发展。医疗"一卡通"、预约挂号系统、远程医疗等都得到不同程度的发展，在医疗信息共享系统的支持下，跨地区就医、居家养老、远程医疗等便民服务都可以实现，互联网医疗开创了物联网与医疗大数据相结合的有益探索。

互联网医疗平台改变了医患共同体的权力格局和互动过程。在互联网医疗平台，患者不仅可以获取与自身疾病相关的知识，也更容易获取与医院、医生相关的信息介绍，通过公开信息的比较来帮助自身确定就医决策。从某种程度上说，医生的绝对权威被打破，患者不再被动地依赖"权威"，而是拥有更多自主选择和思考的能动性。互联网医疗提供的实时性、便捷性的交流，改善了医患之间的沟通效果。线上问诊、远程医疗的出现，使得患者不必亲身前往医院寻医问诊。各大医院运用即时通信工具为患者开通了线上问诊渠道，部分医生也会在业余时间利用社交平台、知识分享平台等传播健康信息，为患者就医提供指导。一些专注于医学垂类的网站平台支持患者线上就诊，患者日常的就医需求逐步被满足，提高了医疗资源的利用效率。此外，以互联网技术为基础开展的预约挂号、电子病历等医疗信息管理措施，为医疗全过程提供数据支持，使得医患共同体在科学性发展的过程中得到有效提升。具体而言，医生可获得患者在门诊、住院、急诊、体检时的全过程数据，为医生诊断和治疗提供数据决策支持，可在一定程度上降低误诊率。医生将更多的注意力集中在患者及其病情上，使患者获得优质的就诊体验。双向满意度的提升成为缓解紧张的医患关系的有效策略。

三、新技术：数字技术为医患共同体的"信任"拓展赋能

良好的医患信任是技术信任与道德信任的统一。[①]在现代生物医学模式中，疾病是通过医疗技术，在客观中立的科学过程中得到定义和处理的。仪器设备成为医患双方交往的媒介，病人陈述的病痛体验需要医生依靠仪器设备等各种诊断技术进行判断和确诊。[②]在技术变量和科学精神的影响下，医学更加强调科学性和现代性。与此同时，对医患信任起重点维系作用的逐渐由医德转向了医术，现代社会医患共同体所处语境已发生明显技术变迁[③]，激光技术、基因工程、可穿戴设备等高新技术的应用，使医学进入真正的技术医学时代。[④]

现代医疗技术改善患者的就医需求与就医体验，增强其对医疗的制度

---

① 吕小康.从关系治理到共同体建设：重建医患信任的协同路径［J］.南京师大学报（社会科学版），2020（4）：84-93.

② 吕小康，汪新建.何为"疾病"：医患话语的分殊与躯体化的彰显——一个医学社会学的视角［J］.广东社会科学，2012（6）：193-199.

③ 董丽云，邓玮.标准医生、百度病史与阐释-交往性医疗图景：技术语境下的医患关系个案研究［J］.探索与争鸣，2022（4）：150-159，180.

④ 彭红，李永国.中国医患关系的历史嬗变与伦理思考［J］.中州学刊，2007（6）：131-135.

性信任。医疗质量是医院医疗水平和服务能力的综合体现，随着互联网、物联网技术的发展，以及5G、VR（虚拟现实）等技术的突破，医疗行业加强了对信息技术的应用①，医疗方法与现代技术的叠加使现代医疗呈现出数字化、智能化、专业化的趋势。广泛应用于临床实践的器官移植、远程医疗、可穿戴设备等技术，以及为医院管理服务提供便利的电子病历、医疗实时监测等技术，改善了患者的就医体验，提高了疾病的治疗效率。过去的医学难题在智能技术的加持下可以得到解决。此外，随着人民生活水平的逐渐提高，全民健康理念经历了从"已病"到"未病"、从"治疗"到"康养"、从"以疾病为中心"到"以健康为中心"的转向。②现代医疗技术还创造出更加多样的医疗服务内容，诸如医疗美容、保健康复等技术就满足了患者除紧急就医需求以外对"美"的向往和追求。

新兴技术在一定程度上打破了医患双方信息的不平等地位，有助于弥合医患共同体的信任裂缝。医患共同体存在着天然的信息不对称，医院及医务人员是具备科学化信息的专业群体，患者自然而然处于信息弱势地位，信息交流障碍是激化医患关系的主要原因。③技术的智能性和客观性减少了人为操作失误和主观运作的可能性，例如区块链技术在医疗数据存储上的运用，削弱了医疗机构在医疗信息控制中的垄断地位。再如可穿戴设备在医疗实践中的运用，将收集患者医学数据的"权力"移交给患者本人，大大降低了患者对医疗机构数据采集的不信任。从数据采集到数据管理，智

---

① 曹嘉欢.解析物联网技术对现代智能医疗的影响［J］.通讯世界，2019，26（9）：158-159.

② 刘江华.构建新型医患关系赋能健康中国建设［J］.人民论坛，2021（33）：86-88.

③ 冯也倩，肖文奇.浅析如何改善医患双方的博弈格局［J］.中华医学杂志，2013（10）：738-740.

能技术的广泛应用有效缩小了医患双方在医疗信息掌控方面的悬殊差距，弥合了两者之间的信任裂缝，为缓解紧张的医患关系提供技术参考。①

四、新秩序：社会关系导向下中国医患共同体的复杂语境

在小农经济、家国体系以及儒家传统文化的影响下，中国的社会交往行为呈现出很明显的"人情"取向，人们习惯于通过私人关系获得并利用各种资源，"关系化"成为探讨和理解中国人社会行为的重要心理机制。细化到医疗领域，患者就诊和医疗援助就是一种典型的社会行为，因此也呈现出明显的关系取向。②在既有研究中，有学者指出，即使面对完备的专家系统和详细的专家介绍，患者仍然寄希望于通过"关系"与推荐找到有口碑的医生，将医患由陌生人关系转变成熟人关系。③将医患共同体置于社会关系体系之下，医患矛盾并不仅局限于医生和患者两个群体之间，隐藏在"医"与"患"背后的还有各种社会关系和社会结构，包括国家层面的医疗体系、医院层面的管理制度、社会群众层面的医学健康观念等。这些"关系"之间的互动、变化都会直接影响广义上和谐医患秩序的建立。

国家医疗体系与医患共同体的互动直接影响中国医患共同体的发展方向。政府的作用在于更好地从宏观角度调控医疗社会事务，包括资金支持、

---

① 阳婷婷，谭敬，汪博，等.区块链与可穿戴技术缓解医患关系紧张的机制研究［J］.中国社会医学杂志，2021，38（5）：492-493，497.
② 谢奉哲，刘国栋，李晓梅，等.关系就医情景下我国医患关系互动法则及医生回应模式［J］.中国医院管理，2019，39（7）：57-59.
③ 黄晓晔."关系信任"和医患信任关系的重建［J］.中国医学伦理学，2013，26（3）：300-302.

法治建设等，医疗与健康已经成为政府公共治理的目标。近年来，无论是健康中国战略、医疗体制改革的推进还是互联网医疗的广泛普及，都是国家对医患共同体进行的宏观调控。首先，政府在财政上加大了对医疗的投入力度，据国家卫生健康委发布的《2021年我国卫生健康事业发展统计公报》显示，2021年全国卫生总费用初步推算为75593.6亿元，其中政府卫生支出20718.5亿元，占比27.4%。其次，在国家卫生政策的干预下，以药养医、过度用药的局面得到处理，城乡医疗资源的严重不平衡有所缓和，普通民众的医疗需求相较过去更易满足。医生行为受到国家卫生政策的规范和形塑后，又增加了患者对医生行为背后的卫生政策的信任。

医院制度改革与医患共同体的互动是重要的实践场域。依托国家大力推行"互联网+医疗健康"的背景，各大医疗机构运用现代科技手段，加强了关于智慧医院的建设和智慧医疗的实施，带来了医院在诊疗质量和管理效率上的全面提高。医生对病人的检查、诊断、治疗更加准确、细致，更具有针对性和个性化，使精准医疗成为可能。精准医疗的实现可以降低医患双方的经济成本和时间成本，达到全面、专业和个性化的最佳治疗效果。[1]同时，医疗机构将互联网技术运用到对医院的日常管理中。信息管理系统利用人工智能和控制论不断改进和实时监控医院管理中的实际操作，它成为减少医疗纠纷、构建和谐医患共同体的重要举措。[2]

媒体报道、公众的健康观影响医患共同体的社会感知。在过往的媒体报道中，医务工作者群体有时会被贴上负面标签，医生的媒介形象被高度符码化、刻板化。这对激化医患矛盾起到了推波助澜的作用。但随着网民

---

① 廖生武，薛允莲，谭碧慧，等."互联网+"人工智能时代医院智慧诊疗管理策略 [J].中国医院管理，2019，39（10）：5-8.

② 张庆凤.浅谈医院信息管理系统（HIS）对医患关系与医疗纠纷的改善效果 [J].中国卫生产业，2017，14（35）：1-2.

媒介素养的提升，大众也在有意识地摆脱媒介所塑造的拟态环境。2021年9月中共中央办公厅、国务院印发的《关于加强网络文明建设的意见》的出台以及2022年"清朗"系列专项行动等也在打击信息内容乱象、网络谣言，维护网络信息传播秩序等方面起到了积极作用。尤其是新冠疫情发生后，特殊时期的医护群体媒介形象得到了一定程度的重塑，普通公众在巨大的社会变故以及真实的影像文字记录中拓展了对医生形象的认知，也在敬意之外，对这一群体多了一丝亲近与理解。在这一过程中，媒体充当着冲突调节者的角色[①]，成为构建医患共同体关系的另一座"桥梁"。

---

① 陈娟，李金旭. 作为冲突的调节者：《人民日报》（1978—2018）医患报道的内容分析 [J]. 现代传播（中国传媒大学学报），2020，42（12）：74-79.

第四章
网络社会资本对医患共同体的基础影响

社会资本是在社会参与网络中形成的，和谐医患关系的形成需要网络社会资本。网络在社会资本中具体表现为社会行动者之间复杂的人际关系，正是这些关系蕴含着可转移的资源。社会网络的辐射半径越大，个体从中就能获得更多的社会资本，因此个体在同群体内成员加强联系的同时，也应该积极与群体外的个体进行多样化的社会交往，从而拓展资源所在的社会网络。以往，社会资本的获得渠道主要是由熟人社会复杂的藤蔓关系所搭建起的社会网络。移动医疗应用等新媒体拓展了传统的社会网络，制度化的参与渠道、健全的参与机制和有序的参与格局不仅为医生和病人搭建起更为直接有效的关系网，也使得双方能够及时找到自己所在的群体，如病人可以通过查看相似病情描述和评价找到和自己有相似病情的病人，医生可以找到同行业的权威和其他从业者，这些线上关系网的构建能够为双方提供更多的社会资本。

一、网络社会资本对医患关系基础影响的研究程序

本研究采用半结构访谈这种质性研究方法，以期获得更丰富、更贴近现实情况的数据。研究者在网络医疗论坛通过招募、发帖及滚雪球等方法获得接触或使用过移动医疗应用或网站的访谈者，最终在2018年6—10月期间，通过线上访谈和线下访谈相结合的方式，对20位参与者进行了访谈并录音。每位参与者的访谈时长为40—75分钟。参与者的年龄为24—49岁，平均年龄36.5岁。女性11人，男性9人。访谈参与者的身份主要为两种：使用或接触过如"好大夫""丁香医生""春雨医生"等移动医疗应用的病患和医生。同时，研究者也对其中一种移动医疗应用"丁香医生"的相关负责人进行了访谈。访谈对象中医生的人口统计因

素分布情况如表1所示，访谈对象中病患的人口统计因素分布情况如表2所示。

表1　访谈对象中医生的人口统计因素分布情况

		频率	百分比（%）
性别	男	6	60.0
	女	4	40.0
级别	主任医师	3	30.0
	副主任医师	1	10.0
	主治医师	3	30.0
	住院医师	2	20.0
	实习医生	1	10.0
地区	一线城市	5	50.0
	二、三线城市	5	50.0
医院性质	公立医院	8	80.0
	私立医院	2	20.0
科室	儿童疫苗接种科	1	10.0
	精神科	1	10.0
	口腔科	4	40.0
	内科	1	10.0
	肾内科	1	10.0
	推拿科	1	10.0
	消化内科	1	10.0
合计		10	100.0

表2　访谈对象中病患的人口统计因素分布情况

		频率	百分比（%）
性别	男	3	30.0
	女	7	70.0
年龄	20—30岁	4	40.0
	31—40岁	3	30.0
	41—50岁	3	30.0
文化水平	本科	4	40.0
	大专	1	10.0
	硕博	5	50.0
地区	一线城市	6	60.0
	三线城市	4	40.0
合计		10	100.0

　　半结构访谈主要围绕两个核心问题展开，即病人和医生如何利用新媒体积累自己的社会资本？新媒体带来的线上社会资本如何影响医患信任？除了上述问题外，研究者还询问了参与者使用网络医患沟通平台的具体经历和感受、网络问诊与线下问诊的不同、医患之间如何沟通等问题。在完成对前三个问题的访谈后，研究者对访谈提纲进行了调整，补充了新出现的问题，比如医生如何利用网络医患沟通平台积累社会资本、医患沟通如何影响病人使用线上社会资本等。

　　在转录访谈录音的基础上，研究者借助质性分析软件NVIVO11，对转录文本进行内容分析。首先，编码者将每个文本都看作一个整体，在转录文本中标识出那些与研究问题密切相关的内容。其次，编码者从被标识的文本内容中找出共同点，辨识出一些主题。编码者共同讨论、比较他们在编码过程中的异同点，也就是不同类别的影响因素，从而进一步筛选并达成一致。研究者对转录内容进行独立编码，将辨识出的主题归入某一个类目，最终将所有文本编码分类的主题进行重新组合归类。

在编码过程中，内容分析按照演绎和归纳两种方法进行。一方面，研究者把已有理论中的维度或概念作为初始类目，按照演绎法将辨识出来的主题归入初始类目中。另一方面，借助归纳法，新的主题也会从访谈内容中不断产生，作为新的类目。为了确保本研究能如实反映参与者的观点和态度，研究者在访谈过程中多次向受访者求证"这样理解是否能反映你刚才提到的想法？"最终，研究者将非结构性质的文本以结构化的方式呈现出来，再将研究发现与理论背景相结合进行分析并得出结论。

在NVIVO11软件中，"节点"表示文本资料的主题或类目，子节点表示子类目，最小的子节点下面是对文本的具体编码。研究者对访谈参与者即医生和病患的所有访谈内容进行了词频统计和分析，得到了如下两张词语云图（图1、图2）。图中的字越大，表明被提及的次数越多。值得注意的是，这两张图中都出现了一个比较大的"不"字，说明关于医患关系话题的讨论目前仍处于一个比较负面、消极的状态。

在病人的访谈内容中，"咨询""平台"等词出现的次数较多。在医生的访谈内容中，"关系""平台""咨询"等词出现的次数较多。两张图中"医生"都是高频词，在医生版词语云图中，"病人"一词出现的次数与"医生"一词大致相当。在病人版词语云图中，"病人"一词出现的次数很少。

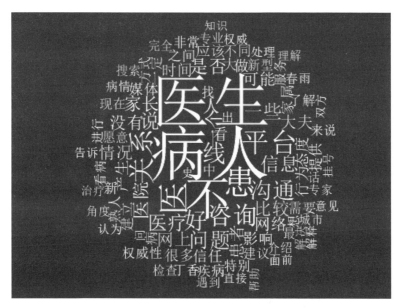

图 1 医生版词语云图

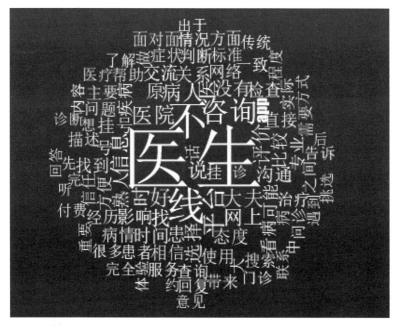

图 2 病人版词语云图

二、医患关系的三个维度：能力、互惠、诚信

曾有学者将医患关系划分为知识、信任、忠诚、尊重等维度。[①]其中，信任是评价医患关系最核心的指标。有学者将医患信任划分为三个维度：能力、互惠、诚实。[②]在谈及医患关系时，访谈对象提到的因素有：信任、病人类型、地区、沟通技巧、家属、社会环境、医生角色、医疗资源不平衡等。研究者在上述维度的基础上，结合对访谈内容的编码分析，将医患关系划分为以下三个维度：能力、互惠、诚信。

在编码过程中，"能力"维度下包括"病人的知识储备"和"医生的专业程度"两个子维度，"互惠"维度下包括"互利"和"尊重"两个子维度，"诚信"维度下包括"开放度"和"忠诚度"两个子维度。具体内容见表3。

表3　关于医患关系维度的描述

主题	材料来源（N=20）	具体内容出现次数	编码示例
能力	6	12	
病人的知识储备	3	3	"在网上搜索各种各样的信息，其实也是了解的过程。这些APP（应用程序）确实提供了差异化服务，满足了很多患者的急性需求，起到解惑的作用，病人可以更踏实地找医生。"

① RIDD M，SHAW A，LEWIS G，et al. The patient-doctor relationship：a synthesis of the qualitative literature on patients' perspectives ［J］. British journal of general practice，2009，59（516）：116-133.

② MAYER R C，DAVIS J H，SCHOORMAN F D. An integrative model of organizational trust ［J］. Academy of management review，1995，20（3）：709-734.

续表

主题	材料来源 （N=20）	具体内容 出现次数	编码示例
医生的 专业程度	6	9	"我觉得一开始，就需要让病人对你的专业性表示认同，个人专业性可以提升个人魅力。" "我知道医生是在利用空闲时间赚钱，但我也希望他在利用空闲时间赚钱时是专业的，因为我和医生之间存在巨大的信息差，只要他专业，我也不会在意他的态度。"
互惠	3	4	
互利	1	1	"医生可以利用自己的空闲时间来处理病人的问题，而不是说病人打电话过来却没有时间理他。病人也可以更有针对性地找到自己的医生。"
尊重	2	3	"我精心列出提纲来问医生问题，但医生电话里却很嘈杂，在一个嘈杂的环境中回复我的问题，显得很不礼貌。"
诚信	3	4	
开放度	2	1	"其实病人在网上搜索完相关信息后，再来找医生，更容易建立彼此的信任。因为病人对医生的情况和疾病的信息都有了一定的了解。不确定性越高，人越容易产生不信任感。" "我非常支持并且理解病人在网上搜索信息的做法，这是很正常的，这样可以让他们更好地理解医生的决策。"
忠诚度	3	3	"医生说话要真诚、要自信。" "我会直接告诉医生我查到的内容，不会遮遮掩掩。" "医患双方越坦诚，相处才会越和谐。"

（一）能力：医患双方知识鸿沟逐渐缩小

医患关系的"能力"维度主要包括"病人的知识储备"和"医生的专业程度"两个方面的内容。一方面，在传统医患关系中，病人获取信息的来源较少，且由于病人缺乏专业知识，医患双方在关于疾病的专业知识储备上存在较大的鸿沟。本研究发现，线上社会资本中的"信息"要素对医患关系的"能力"维度产生了显著影响。病人在新媒体上获得不同类型的线上社会资本，帮助其增加知识储备，在一定程度上缩小了与医生之间的知识鸿沟。此外，HIW（Health Information Want）理论框架将病患的信息搜索行为分为四种类型：第一，基本健康信息搜索（Basic Health Information Want），即通过查找相关疾病的症状和治疗方案来缓解压力；第二，高级健康信息搜索（Advanced Health Information Want），即通过查找疾病的具体情形和治疗方案的每一个具体方面，从而更好地理解和监督医生的决定；第三，补充性信息搜索（Complementary Health Information Want），即通过查找补充性信息，例如与治疗相关的生活方式，辅助最终决策；第四，与医生相关的信息搜索（Provider-related Health Information Want），即通过查找关于医生的信息，以此来决定应该选择哪个医生。该框架认为上述四种类型与患者在治疗方案决策中的参与程度有关，越偏向于具有第四种类型的信息搜索行为的患者，其在治疗方案决策中的参与程度越高。本研究发现，病人在移动医疗应用上搜索的信息内容主要以基本健康信息和与医生相关的信息为主，线上社会资本有助于提升病人在治疗方案决策中的参与程度，病人能够获得更多话语权。

另一方面，医生通过在移动医疗应用上分享学术文章或关注业界权威专家的医疗动态，也能够提升自己的专业水平，其同样可以利用线上社会资本构建自己的专业形象。在访谈中，几乎所有医生在提及医患关系时，都把自己的专业能力列为首要因素。线上社会资本在帮助病人缩小与医生间知识鸿沟的同时，也提升了医生的专业素养，医患双方的"能力"都在一定程度上得到提升。

然而，就医前病人在网上搜索健康信息的行为会对医患关系带来怎样的影响？对于这一问题，医生受访者的观点也有不同，大致可分为负向、复合、正向三种倾向。具体内容见表4。

表4　就医前病人在网上搜索健康信息的行为对医患关系带来的影响

主题	材料来源 （N=20）	具体内容 出现次数	编码示例
医生的态度	9	11	
负向	3	3	"我觉得是有一点影响医患之间的信任的，最根本的原因还是医患之间的信息不对等。" "有些病人喜欢自己上网查询，有些盲目，他可能看到一两个字眼就觉得很像，如果病人真的有很多疑问，很有自己的想法，我们一般会建议他去找更权威的医生。因为这样的病人一开始就对你心存疑虑，其实是一个隐患。如果病人说得通，能听得进去你说的，能够接受你的意见，他可以有自己的想法。如果他很固执，那我宁愿不接收这种病人。" "我还是有点担心的，主要是怕病人被误导。有些病人太焦虑，如何利用好互联网资源是个问题。"

主题	材料来源 （N=20）	具体内容 出现次数	编码示例
复合	4	4	"如果网上报道是真实的，而且是积极正向的，会促进我们的医患关系。如果网上报道总是捕风捉影，或者报道的根本不是事实真相，那它就直接毁损了医患关系。" "不是很在意，但是不要太偏就好，有些病人一旦钻牛角尖就会比较麻烦。要确保信息是官方权威的，这样就不用再因为一些错误信息和病人解释半天，从而增加沟通成本。" "很难说，有好处也有坏处，但一定是利大于弊，它在一定程度上就像科普宣讲，会让我很省心。因为诊疗包括很多注意事项、预防以及后续的事情，现在网络发达了，很多注意事项不用我们说，病人自己查就知道，其实这对于医生来说省了很多事儿。但这种情况也有可能带来困扰，片面的医疗知识有可能会让他们产生一些思想局限，特别是一些外地来的病人或者文化程度较低的病人，他们很可能会非常执拗。但这个时候，你要愿意在我这儿看病，你就听我的，不愿意你就走呗，对于其他医生的诊治，我是不会照搬的。"
正向	4	4	"我觉得产生正面影响多一些。从患者角度来说，其实是有利于患者自身病情康复的，患者能够对自身疾病有所了解，这种学习过程对他们而言很重要。从医生角度来说，一方面，医生需要及时更新知识；另一方面，具有医疗常识的病人，医生对其进行治疗也会更顺利。比如像高血压患者，如果他对自己的病情一无所知，那医生还要不停地告诉他要一直吃药，病人也未必听；但如果他在网上搜索相关信息后，具有了一定的医学常识，认识到这是一种慢性病，需要长期服药，就会更容易听从医生的建议。"

从表4中的内容不难看出，持负向倾向和复合倾向的医生主要在意两个因素：信息的权威性和病人的媒介素养。一方面，网络上医疗信息良莠不齐容易误导病人，这种误导不仅使医生花费更多的时间和精力向病人做出解释，增加了沟通成本，也会让病人对医生产生不必要的猜忌，从而影响两者的关系。病人的焦虑感和面对疾病所带来的不确定性时的恐慌，以及本身专业知识的局限等因素都会让其在面对网上繁杂的信息时产生认知局限，一些媒介素养较低的病人会对网上的信息偏听偏信，甚至固执己见。另一方面，即使网上信息是权威可靠的，也会容易给病人带来先入为主的印象，这种刻板效应会导致病人对医生的诊治意见产生怀疑。

值得关注的是，持正向倾向的医生认为是信息缓解了病人因为盲目而带来的焦虑感，病人对自身疾病及医生的了解，有利于病人听从医生的建议，提高医患关系的信任水平。不难发现，在医生受访者的观念中，对双方沟通产生实质影响的主要是信息本身，即信息的权威性与科学性，而非病人网上搜索信息这一行为。从这一层面上看，"能力"要想对医患关系产生正面影响，离不开高质量和权威准确的信息。线上社会资本所带来的合作型、契约型信任在一定程度上帮助医生和患者对自己所属的群体产生认同感和归属感，从而生成自觉的舆论监督机制，无形中为移动医疗应用上的信息分享与交流提供了良好的环境，进而保证在移动医疗应用中流通的社会资本具有较高的信度。

（二）互惠：互利和尊重使医患关系情理兼顾

已有学者指出，医患关系具备一般社会关系的结构要素：爱与交易。[①]在社会关系中，既需要一种人性化的关系，即真正发自内心地对他人表示

---

① 郭宁月，刘虹伯，方新文.医患共同体结构性张力的演化［J］.医学与哲学，2019，40（3）：17-20.

尊重、关心、同情、理解，也需要一种交易化的关系，即考虑自己在一段
关系中的成本与收益。医患关系亦是如此，当代政治哲学和医学科学技术
的发展从不同角度使现代医患共同体的结构发生新变化。医患共同体曾经
或正在接受着来自医疗机构背后的官方和以消费者自居的患方双重的"交
易化"改造，再加上医患交往时空因素的变化，导致医患的共同感退化。①

互惠作为医患关系的评价指标之一，包含着"爱"与"交易"两个要
素。互惠被细分为互利和尊重，前者是以理性人的视角审视双方在关系中
各自所获取的利益，后者从伦理角度衡量医患关系中的人性化程度。移动
医疗应用中由线上社会资本所构筑的互利型契约规范和互惠型道德规范维
持了医患共同体的结构性平衡。移动医疗应用具有有偿问诊和无偿咨询的
双重属性，付费机制所带来的互利型契约规范在某种程度上放大了医患关
系中的交易属性，医生可以获取远高于门诊挂号费的额外收入，劳动报酬
更加公开透明，有利于激励医生发挥自己的专业技能；病人能获得一对一
高质量的诊疗服务及挂号资源。这种类似买卖关系的契约规范使双方能够
以理性人的姿态各取所需，实现了"互利"。

医生不再代表官方的医疗机构，而是以个人身份同患者进行交易。从
这个层面看，医患双方的地位是平等的，患者作为购买者的利益得到了重
视。同时，由评价机制带来的互惠型道德规范，有助于为医患双方构筑一
种平等互助的社区精神。部分医生会为病人免费提供咨询，病人获得了评
价医生的话语权，这在一定程度上弥补了传统医患关系中缺乏人性温度的
单边互动所造成的患者自身主体性的缺失。

需要注意的是，在"尊重"这一子维度上，有病人受访者表示，医生
在接电话时的环境太过嘈杂，会让病人觉得医生在利用空余时间赚钱，对

---

① 阿伦特.人的境况［M］.王寅丽，译.上海：上海人民出版社，2009：23-24.

病患不够尊重，从而影响病人对医生的满意度。虽然与传统的医患关系相比，线上社会资本所构建的医患关系赋予了患者更多的平等和尊重，但趋利机制背后的功利性动机也不可避免地损害了医患关系中的人文关怀，这也可能是移动医疗应用今后所要面临的问题。

（三）诚信：以诚相待提升医患沟通质量

医患关系中"诚信"这一维度主要体现在医患双方在沟通中能否以诚相待。病人从移动医疗应用上获取线上社会资本，这在某种程度上是对医生权威的挑战。医生如何看待病人获取线上社会资本这一行为？病人在获得线上社会资本后如何同医生沟通？这些问题无形中都会对医患关系产生影响，因此本研究中医患关系的"诚信"维度主要包括两个方面的内容：医生对于病人获得线上社会资本是否持有足够的开放度和包容度，病人是否能坦诚地向医生分享自己获得的线上社会资本。通过访谈发现，医生能够理解并接受病人获取线上社会资本这一行为，即在移动医疗应用上搜索健康信息或直接分享其他医生的看法，医生比较介意的是病人在同医生分享自己所获得的信息时的态度。

"其实说什么内容是其次的，关键是沟通方式，以及病人说话时的态度、语气和语调。同样一句话，不同的人说出来感觉是不一样的。有的病人对医生很尊敬，医生也愿意和这样的病人多说两句。有的病人态度特别蛮横，或者本身比较焦虑，这样的病人跟谁说话，对方都会有比较反感的情绪，这也会造成沟通障碍。"（医生受访者甲）

"我完全理解病人在网上咨询其他医生的行为，这没问题，但我希望他们在找我看病时，不要一上来就抱着质疑的态度，或者已经带有预设的看法，病人可以询问我网上的说法对不对，我会给出自己的答复，但不能一

上来就质疑我。"（医生受访者乙）

"医生没有时间听病人的大段病情描述，病人在表达时一定要抓重点。"
（医生受访者丙）

病人可以直接向医生分享自己获得的线上社会资本，但在分享过程中，病人的态度和沟通方式很重要。病人在向医生分享信息时应不带偏见、有重点的表达，谦虚温和、以求证为目的咨询姿态更容易赢得医生的好感。对于病人而言，如何向医生说明自己获取线上社会资本的行为不仅反映了病人在同医生沟通时的态度，也会对医患关系产生影响。在本次访谈中，病人受访者呈现出三种不同的倾向：不会表达、间接表达以及直接表达。具体内容见表5。

表5　病人受访者在医患沟通中的表达倾向

主题	材料来源（N=20）	具体内容出现次数	编码示例
病人如何表达	10	10	
不会表达	2	2	"一般不会直接说网上怎么说，还是要说自己的表现和症状。那些网上的信息只是帮助病人在表述的时候更有确定性。网上内容太多了，医生只是看眼前的病人。" "不会，医生没有时间，有什么治什么。"
间接表达	4	4	"一般不会直接说，个别病人会在网上看到一些报道后向我们提出一些问题，但这样的病人毕竟还是占少数。" "以我个人的习惯，我不会告诉医生这是我在网上查到的信息，你看看对不对。我一般会直接问医生觉得我是这个症状吗？那样说对吗？" "确实会遇到一些病人可能在网上查询了一些疾病相关的信息或者咨询过其他医生，但在我面前他们会支支吾吾或者比较婉转地说出自己的这种行为。"

续表

主题	材料来源 （N=20）	具体内容 出现次数	编码示例
直接表达	4	4	"会把自己曾经查询到的内容直接告诉医生，但不会告知来源、渠道；我会告诉他我了解的是什么，但我不会告诉他我是从哪儿看到的，因为信息比较多我自己也记不清，医生也不会在意这些。" "一些关键点的判断，比如其他医生的看法是什么样的，我都会告诉医生，这是很正常的。其他医生的建议，我也会说给医生听一听。医患关系越坦诚，双方的相处才会越好。" "基本上，病人自己搜索过就会跟你说。找我们看病的人，更多是从外地来的，都会有这种情况，都会直接告诉我看过××医生或者上网搜索过信息。"

在本次访谈中，不会告诉医生自己在网上搜索过健康信息或者咨询过其他医生的病人受访者仅有1人。大多数病人受访者都会直接或间接表达自己的上述行为。而在对医生进行访谈的过程中，大多数医生都表示希望病人可以直接表达出自己获取线上社会资本的行为。不难看出，医患双方都在接受移动医疗应用所带来的社会资本，医生的包容度和开放度越高，病人就越能勇于表达自己的想法，医患沟通也就能够由或冰冷或激烈的对话方式逐渐变得直接、坦诚。此外，在传统的医患关系中，医患双方如"父子"，这使得医生成为医患沟通的表达主体，病人碍于医生的"面子"无法甚至不敢表达自己的真实意见。再者，由于门诊时间紧张，医生没有时间和耐心倾听病人的大段描述。在同医生的具体沟通过程中，大部分的病人受访者都不会告诉医生自己所查信息的来源、渠道，导致医患沟通不充分。移动医疗应用的出现改善了医患沟通

的环境，为双方的交流提供了充足的空间和时间。线上营造的虚拟空间帮助双方隔绝了外界嘈杂的环境，消除了医院带来的噪声，提升了双方沟通的质量和效率。

第五章

网络社会资本对医患
共同体的核心影响

信任是社会资本的核心要素，同时也是构建和谐医患关系的必要条件。在中国的"熟人社会"里，差序格局是其最突出的特征，在"血缘差序"和"情感差序"的共同作用下，以自我为中心的人际圈子使得社会成员间的信任半径辐射较短[①]，陌生人间的信任程度远远低于熟人间的信任程度。当前，中国社会处于转型期，由熟人社会逐渐过渡为陌生人社会。以往带有浓重感情色彩、具有直觉性、感性表征的习俗性信任逐渐向契约型、合作型信任过渡。这种信任往往建立在制度和规范的基础上，与牵附于人际关系基础之上的习俗性信任相比，更趋于理性，也更稳固。以移动医疗应用为代表的新媒体的出现和发展，通过建立分享评价机制和付费服务契约，在虚拟空间中进一步发展了这种合作型和契约型信任。同时，基于通信技术变革的移动医疗改善了医患之间的互动模式，帮助双方实现知识共享。这种知识共享所带来的线上社会资本，提高了患者的感知价值，减轻了患者因不确定性和未知所产生的焦虑感和不安全感，使得医患双方能够在信任的基础上展开理性合作。

一、移动医疗APP的使用对医患信任的影响的研究程序

（一）研究设计

本研究旨在以移动医疗APP为切入点，借助个人层面社会资本理论的视角审视线上社会资本对当前医患信任产生的影响。具体来说，可提出如

---

① 张奎力.赤脚医生与社区医患关系：以社会资本理论为分析范式［J］.社会主义研究，2014（6）：119-127.

下4个假设（见图3）：

H1：移动医疗APP使用行为与线上社会资本呈显著正相关。

H2：移动医疗APP使用行为与医患信任呈显著正相关。

H3：线上社会资本与医患信任呈显著正相关。

H4：移动医疗APP使用行为会通过线上社会资本的中介作用对医患信任产生影响。

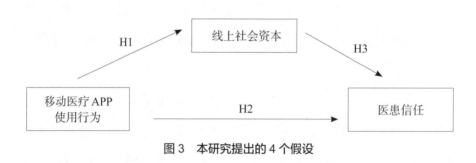

图3　本研究提出的4个假设

（二）变量测量

本研究设计的问卷包括五个部分：第一部分是对被访者的基本特征的统计，选取了性别、年龄、职业、受教育程度、收入水平等5个问项；第二部分为移动医疗APP认知使用情况，该问项使用分类选项，涉及是否使用、使用原因、使用问题、使用时长等基本情况，共8个题项；第三部分是移动医疗APP的使用行为，这部分有1个一级变量，4个维度和15个问题项，并且采用5级量表；第四部分是测量个人线上社会资本，这部分有1个一级变量，2个维度，8个子维度和12个问题项，12个问题全部采用5级量表；第五部分是医患信任的问项，这部分有1个一级变量，8个维度，共30个问题，该问项采用5级量表。

通过对已有的文献进行梳理，我们将自变量"移动医疗APP使用行为"

定义为：用户使用移动医疗APP的具体行为。我们知道移动医疗APP的功能涉及多方面，人们的使用行为会因为自身的情况而产生许多差异，例如被访者的年龄、职业、教育程度、收入水平、是否患有慢性病等。根据社会资本理论，我们可以理解，移动医疗APP使用行为的差异很大程度上会影响个人的社会网络状况。例如，积极使用移动医疗APP的患者，他们在平台建立的社会网络中与他人产生联系，获取线上社会资本，而被动或消极使用移动医疗APP的患者，其产生的效果差异可能较大。所以，本研究将"移动医疗APP的使用行为"作为自变量，来探究不同的使用行为是否会影响线上社会资本和医患信任。

本研究认为中介变量"线上社会资本"指个体在基于网络的社会网络中能够获取并使用的资源或便利[①]，线上社会资本可分为线上桥接型社会资本（Online bridging social capital）和线上粘结型社会资本（Online bonding social capital）。[②]林南的社会资本理论模型，指出了社会资本的可用性，即社会成员调动社会网络中资源的能力。国外的研究理论通常认为，社会成员调动社会资源的能力，取决于其在社会网络中的位置，占据优势位置的人，通常具有较强的调动能力。在中国，社会网络中的关系强弱，基本上是由社会成员之间的亲密程度决定的，越是亲密的关系，越能够提供更多的互惠资源。[③]因此根据关系网络的亲疏程度划分，线上桥接型社会资本是指通过人际关系的弱联系取得的社会资本，社会成员之间的

①　葛红宁，周宗奎，牛更枫，等.社交网站使用能带来社会资本吗？［J］.心理科学进展，2016，24（3）：454-463.

②　HOFER M，AUBERT V. Perceived bridging and bonding social capital on Twitter：differentiating between followers and followees［J］. Computers in Human Behavior，2013，29（6）：2134-2142.

③　汪曼.移动互联网使用对个人社会资本的影响研究［D］.北京：北京邮电大学，2017.

亲密程度更低，通常具有更大的信息网；线上粘结型社会资本则是指在人际关系中通过强联系取得的社会资本，例如家庭、亲密好友，他们彼此之间可以获得情感联系等。[①]二者相比，线上桥接型社会资本可以提供更广泛的视野和更多的信息，而线上粘结型社会资本可以带来更多的稀有资源和情感支持。

因变量"医患信任"定义为，既包括传统线下医患信任，又包括处于移动网络环境中的线上医患信任，结合感知风险和感知收益等理论，构建以在线患者信任为中心的医患信任模型。[②]新媒体环境下的医患信任受到新的因素的影响，理应考虑更多的影响因素，因此本研究以在线信任概念框架为基础，结合感知风险和感知收益等理论，从个人、网站、医院、医生等四个方面分析影响因素，来测量新环境下的医患信任。

针对各个变量的测量，分别选取已有量表中具有说服力和代表性的维度，针对每个测量维度，基本上都采用Liken5级尺度量表，1—5分别代表"非常不同意""基本不同意""不能判断""基本同意""非常同意"。

（三）数据收集

研究过程大致分为三个阶段。第一阶段是资料搜集阶段。搜索移动医疗相关社区并且下载位于排行榜前列的移动医疗APP注册使用，与身边使用移动医疗APP的用户积极交流探讨，对移动医疗APP进行深入了解。第二阶段是预调查阶段。在文献梳理与探讨的基础上，编写本研究的调研问

---

① HOFER M，AUBERT V. Perceived bridging and bonding social capital on Twitter：differentiating between followers and followees［J］. Computers in Human Behavior，2013，29（6）：2134-2142.

② 姚亚男，邓朝华. 基于感知风险和服务质量模型的在线医疗健康网站用户满意度研究［J］.中国卫生统计，2017，34（2）：331-334.

卷，发放并且收集200份使用过移动医疗APP的样本进行问卷前测。根据前测结果，与深度使用用户进行访谈交流，对问卷进行修改，删除调整12个问题，最终形成正式问卷。第三阶段是正式调研阶段。以有偿填写的方式在各大网络社群发放正式问卷。问卷中设计跳转问题，了解用户是否使用过移动医疗APP，如未使用过则终止调研，如使用过则继续调研。

本问卷通过网络发放的方式，共回收了774份，回收有效问卷645份，占回收问卷的83%，其中没有使用过移动医疗APP的样本量为152份，使用过的样本量为493份，因此研究的被访样本n=493。被访样本年龄范围主要集中在20—30岁，被访样本月收入主要集中在3000—5000元。被访样本基本情况见表6。

表6　被访样本基本情况

属性	类别	总计	比例
性别	男	163	33.1%
	女	330	66.9%
年龄	20岁以下	7	1.4%
	20—30岁	364	73.8%
	31—40岁	103	20.9%
	40岁以上	19	3.9%
职业	企业员工	149	30.2%
	个体经营者	104	21.1%
	公务员	84	17.0%
	医疗、教育机构工作人员	46	9.3%
	学生	89	18.1%
	其他	21	4.3%

续表

属性	类别	总计	比例
受教育程度	高中及以下	39	7.9%
	专科	115	23.4%
	本科	295	59.8%
	硕士研究生及以上	44	8.9%
月收入水平	3000元以下	87	17.6%
	3000—5000元	194	39.4%
	5001—7000元	155	31.4%
	7001—9000元	34	6.9%
	9000元以上	23	4.7%

二、移动医疗APP的使用影响个人网络社会资本的获取

我们知道，人们个体微观层面的社会资本，是个体处于社会网络关系中，通过社会关系获得的资源或益处。林南的个人社会资本模型说明要想获取个人社会资本必须参与个人社会网络互动，接触个人社会网络是获取个人社会资本的必要条件。因此，个人使用移动医疗APP的行为决定了个人能否接触到这些社会资源。过去关于获取网络社会资本的研究表明，个体通过发布帮助请求而收到的回复与粘结型、桥接型社会资本呈显著正相关[①]，这项研究正好与本研究结果相同。通过表7中的数据可以看出，自我表露行为、

---

① TREPTE S，REINECKE L. The reciprocal effects of social network site use and the disposition for self-disclosure：a longitudinal study［J］. Computers in Human Behavior，2013，29（3）：1102-1112.

资源动员请求行为、关系维持行为都与网络社会资本呈显著正相关关系，其中关系维持行为与线上粘结型社会资本相关性更高，也就是说在移动医疗APP用户中更倾向于产生关系维持行为的用户可能获取更多粘结型社会资本。

表7　描述统计、相关分析结果

		自我表露	资源动员请求	关系维持	线上桥接型社会资本	线上粘结型社会资本	个人信任倾向	APP可信度
移动医疗APP使用行为	自我表露行为	1	.728**	.505**	.551**	.549**	.364**	.484**
	资源动员请求行为	.728**	1	.586**	.675**	.725**	.432**	.547**
	关系维持行为	.505**	.586**	1	.674**	.683**	.425**	.479**
线上社会资本	线上桥接型社会资本	.551**	.675**	.674**	1	.773**	.445**	.537**
	线上粘结型社会资本	.549**	.725**	.683**	.773**	1	.414**	.527**
医患信任	个人信任倾向	.364**	.432**	.425**	.445**	.414**	1	.517**
	APP可信度	.484**	.547**	.479**	.537**	.527**	.517**	1
	医院可信度	.508**	.597**	.493**	.532**	.555**	.472**	.688**
	医生可信度	.509**	.551**	.481**	.511**	.511**	.503**	.655**
	感知风险	.418**	.422**	.434**	.472**	.427**	.375**	.540**
	感知收益	.510**	.543**	.417**	.465**	.498**	.449**	.616**
	在线患者信任	.485**	.574**	.434**	.496**	.521**	.431**	.595**
	患者行为	.512**	.560**	.426**	.484**	.512**	.442**	.582**

注：**.表示在0.01级别（双尾），相关性显著。

使用移动医疗APP与使用社交网站获取网络社会资本较为相似，例如用户在移动医疗APP中可以主动进行信息披露（向医生或患者描述自己的病情），在获得积极反馈后，用户会更愿意主动进行自我表露，也就是说，用户获得积极评价会促进其积极使用。有研究表明，自我表露行为和使用社交网站是相互促进的关系，愿意积极进行自我表露的个体更喜欢使用社交网站，同时积极使用社交网站的个体也更愿意自我表露，此时因为个体在社交网站中进行自我表露而获得的网络社会资本也会更多。在移动医疗APP中，用户可以直接通过向医生、其他患者求助等资源动员行为来解决问题，甚至可以与平台中的医生建立长期的回访关系，不少被访者选择进一步与医生进行线下问诊。用户也可以在平台中结交病情相同的病友。这种通过网络平台进行人际交往，获取的信息、情感、资源就是网络社会资本。有学者指出，获得社会资本很重要的一个因素就是在人际关系中个体与个体或与组织之间的互利互惠。患者可以在移动医疗APP中与其他病友交谈、互相慰藉、查看相似的病例描述，缓解自己因不了解病情所带来的恐慌和不安，这些相似的病例描述无形中缓解了患者得病后的孤独感。因此我们认为，在移动医疗APP中，自我表露行为、资源动员请求行为、关系维持行为这些积极的使用行为都可以获取个人社会资本。

三、移动医疗APP的使用影响医患信任程度

有学者认为，信任是对一种弱势情况的接受，在这种情况下委托人相信受托人的行事是符合他的最佳利益的。[①] 当患者处于亚健康状态并

---

① THOM D H, HALL M A, PAWLSON L G. Measuring patients' trust in physicians when assessing quality of care [J]. Health Affairs, 2004, 23 (4): 124-132.

且在医疗专业方面处于弱势地位的情况下，患者作为委托人对受托人是抱有期待的。从表7中可以看出，医生可信度与在线患者信任之间呈正相关关系，也就是说医生可信度越高，在线患者信任程度越高。由于医患之间本身存在不对等的关系（可能是由于医疗专业知识引起的信息不对等、身份不对等、话语不对等等等），委托人对于受托人的行事产生了怀疑等，这种不信任是引起一些医疗纠纷、医闹事件的原因之一。

通过表7可以发现，移动医疗APP使用行为正向影响医患信任，也就是说使用移动医疗APP的程度越深，医患之间的信任程度越高。在本研究中，移动医疗APP使用行为主要从自我表露行为、资源动员请求行为、关系维持行为等三个维度来测量。相关分析表明，移动医疗APP使用行为的几个维度与医患信任均呈显著的正相关关系。通过对移动医疗APP的积极使用，患者不再是传统医患关系中完全被动的角色，这也可以理解为移动医疗APP给患者"赋权"。由于移动医疗APP的多功能性和便利性，医疗资源紧张的情况得到了缓解，例如移动医疗APP作为一个信息平台，将权威信息、异地就医、访问名医、交流互助等多种资源嵌入了一个社会网络，用户可以在平台中通过积极的使用来获取这些资源，使得原本医患关系中信息地位较低的患者，能够通过这样一个平台弥补自己的知识盲区，更好地与医生交流，改善当前医生与患者上对下的交流环境。同时，移动医疗APP构建了一个获取资源且自由交流的平台，患者可以自由选择医生，可以在交谈后进行评价，这让患者拥有了一定的话语权。在线下医院中，常常出现因医生资源紧张患者就医短短几分钟就匆忙结束诊疗的情况，医生的诊断得不到解释，患者的就医体验难以保证，因此对医生产生了不信任感；线上平台节省了路途用时，医患之间的效率更高，患者可以通过查看评价自由选择自己认为更好的医生，这些都在不同程度上对医患信任产生了影响。在移动医疗的影响下，过去医生精英主义与患者弱势地位角色关系发生了改变，双方的关系趋于平等。有学者表明，当医患双方之间的联系互动行为与双方角色认知相匹配时，社会资本的增加会使医患双方的沟通更加和谐，互相理解。[①] 因此，当患者使用移动医疗APP的程度越深、获得的体验感越好，医患信任程度就越高。

四、网络社会资本作为中介因素影响医患信任

通过表7数据分析发现，网络社会资本正向影响医患信任，也就是说个体在个人社交网络中获取的网络社会资本越多，医患之间的信任程度越高。在本研究中，网络社会资本的测量主要从线上桥接型社会资本、线上粘结型社会资本两个维度来测量。相关分析表明，网络社会资本的这两个维度与医患信任各维度均呈显著的正相关关系（见表8、表9）。

表8 网络社会资本的中介模型检验

回归方程N=418		拟合指标			系数显著性	
结果变量	预测变量	R	R2	F	B	t
医患信任		0.71	0.50	137.33		
	性别				-0.02	-0.41
	年龄				0.06	1.62
	使用行为				0.63	20.14
社会资本		0.80	0.64	241.72		

---

① 朱艳丽. 角色认知与人际互动对医患信任的影响：基于社会资本理论［J］. 中国社会心理学评论，2017（13）：130-139.

续表

回归方程N=418		拟合指标			系数显著性	
	性别				0.04	0.96
	年龄				0.11	2.92
	使用行为				0.86	26.64
医患信任		0.73	0.53	115.40		
	性别				-0.03	-0.66
	年龄				0.03	0.93
	使用行为				0.43	8.58
	社会资本				0.23	5.04

表9　总效应、直接效应及中介效应分解

	效应值	boot标准误差	BootLLCI	BootULCI	相对效应值
总效应	0.63	0.03	0.54	0.71	
直接效应	0.43	0.05	0.30	0.56	68.20%
线上社会资本的中介效应	0.20	0.05	0.11	0.29	31.82%

表8和表9中的数据结果表明网络社会资本对移动医疗APP使用行为与医患信任关系产生中介作用，这说明患者采取积极的移动医疗APP使用行为，能够有至少两种途径来影响医患信任。一种是通过自我表露，积极寻求帮助，主动与医生互动或建立朋友关系等。良好的使用体验直接影响医患信任关系。另一种是在移动医疗APP建立起的社会网络中，建构、积累并调用个人网络社会资本，这种社会资本会给个体带来资源和益处，以增强医患信任。林南的个人社会资本理论模型表明社会资本需要在与他人

的社会交往中才能增值。人与人之间的互动成为获得社会资本的重要因素之一。有学者证明了这一点：首先，在医患交流沟通中，如果医生掌握的信息更多，而患者经常处在一知半解的状态下，这样不对等的交流会使得医患信任受到严重影响；其次，在传统的医患关系中，医生由于专业优势，拥有了患者无法掌握和利用的医疗资源，这些资源的不对等影响医患信任，引发医患矛盾。通过数据可以看出，移动医疗APP已经慢慢具有了社区性，并且这种社区性可以给患者带来一些资源，包括网络社会资本。该结果支持了以往研究的观点，社交网站的使用可以带来网络社会资本。①借助移动医疗APP搜索、浏览健康信息的行为可以帮助患者获得更多的网络社会资本，而网络社会资本反过来又会促进个体获得更多的健康信息。患者不仅能够通过移动医疗APP获得资源，还能在这种人际交往中，获得他人的正面回应，有助于社会资本的积累。在这种类似于社交网站的环境中，患者获得的积极回应越多，表明他受到的关心与关注越多。有些患者甚至能够在患者社区中获得群体认同感，排解病痛带来的孤独和痛苦，形成人际关系互动，同时能够互换资源，在社会资本不断累积的过程中，不断消除信息匮乏、交流不对等等问题。积极持续的使用移动医疗APP有利于患者建构双向性的人际关系与互助性的社交网络，通过接受这种支持方式增强医患信任，建立新的医患人际关系，即通过社会资本的中介作用来影响医患信任。

---

① 葛红宁，周宗奎，牛更枫，等.社交网站使用能带来社会资本吗？[J].心理科学进展，2016，24（3）：454-463.

第六章

网络社会资本对医患共同体的规范影响

与关系网络联系在一起的是规范或制度，其中包括正式和非正式的规范，它们是社会资本的重要组成部分。规范是人际关系运作中信任产生的社会基础，社会道德规范为社会中的个体规划了合理有序的轨道，从而促进"普遍主义信任"的产生，为社会群体间集体行动的实现提供可能。从规范的角度思考网络社会资本对医患关系的影响，不难发现健康宿命观作为一种文化基因，具有深刻的中国本土化环境特征，并作为一种非正式规范影响着医患双方的健康沟通行为。

一、中国人的健康宿命观及其健康沟通行为研究程序

（一）研究方法

为了解个人的健康宿命观与健康沟通等健康行为之间的关系，本研究采用问卷调查法，从健康宿命观、对健康沟通的态度、主观规范、健康沟通意向、健康行为（信息寻求、医疗保健、健康生活和健康社交）、个人健康状况、个人情况（人口统计学资料、社会网络、媒介使用）等角度来设计问卷。

（二）研究假设

本研究希望通过对人们健康宿命观的测量了解其分布状况，并结合理性行为理论，探究健康宿命观对从信息寻求和获取到与他人就健康问题进行交流这一完整健康沟通过程的影响程度及其相关性，研究理性行为中的理性和非理性影响。本书对健康宿命观的研究建立在这样的理解之上，健

康是命运的结果，疾病的发生超出了个人控制范围；把沟通作为从信息寻求到信息评价再到交流的载体，贯穿整个健康传播的全过程。据此，提出以下假设（见图4）：

H1a：健康沟通态度显著影响健康沟通意向。

H1b：主观规范显著影响健康沟通意向。

H2a：健康宿命观调节健康沟通态度与健康沟通意向之间的关系。

H2b：健康宿命观调节主观规范与健康沟通意向之间的关系。

H3a：健康宿命观显著影响人们与医护的沟通。

H3b：健康宿命观显著影响人们对医生的信任。

H3c：健康宿命观显著影响人们对生活方式与健康的认知。

H3d：健康宿命观显著影响人们对遗传风险的感知。

H4a：健康宿命观影响人们对健康信息的评价。

H4b：媒介健康信息接触调节健康宿命观与人们对健康信息评价间的关系。

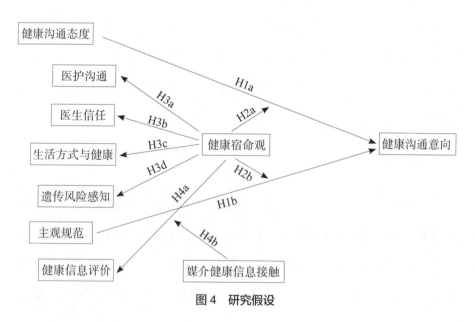

图4　研究假设

（三）变量测量

健康宿命观量表改编自华中师范大学学者张斌等人（2018）修订的宿命观量表中文版，该量表以 Shen 等人编制及 Piña-Watson 等人修订的一般生活事件多维宿命观量表（MFS-G）为基础，包括先定（Predetermination）、运气（Luck）、悲观（Pessimism）三个维度，共16个项目，采用李克特5级量表测量（"完全不同意"计1分，"完全同意"计5分），其内部一致性系数（Cronbach's alpha）为0.889。

健康沟通态度量表主要参考阿耶兹（Ajzen）2006年编写的理性行为理论问卷建构的概念和方法，结合本研究的具体内容进行编制。"我喜欢与他人谈论健康话题""我觉得就健康进行沟通和交流是有用的""和他人进行健康沟通和交流让我感觉很好"，采用李克特5级量表测量（"完全不同意"计1分，"完全同意"计5分）。这里的健康沟通包括，对自身和他人的健康状况、疾病以及养生等话题的讨论，其内部一致性系数（Cronbach's alpha）为0.842。

主观规范量表参考中国社会科学院学者曹倬等人（2017）以及中山大学学者聂静虹等人（2017）编制的就医行为量表，内容包括"我的亲人、朋友会经常谈论健康话题""和我关系要好的亲友认为我应该跟他们或其他人谈论自己的健康""通常我会做一些亲友希望我去做的事情""通常我喜欢和那些对我来说很重要的人一起做事"，采用李克特5级量表测量（"完全不同意"计1分，"完全同意"计5分），其内部一致性系数（Cronbach's alpha）为0.656。

健康沟通意向根据阿耶兹（Ajzen）的建议，通过3个语义差别的题项进行测量。"我愿意和他人（包括但不仅限于亲友或医生）进行与健康有关的交谈""我打算和他人（包括但不仅限于亲友或者医生）聊一聊我的健康状况和问题""我会试着和他人（包括但不仅限于亲友或医生）谈一谈我的健康状况"，采用李克特5级量表测量（"完全不同意"计1分，"完全同意"计5分），其内部一致性系数（Cronbach's alpha）为0.887。

医护沟通和医生信任的测量都参考了2012年北京居民健康信息接触调查问卷[1]，其中医护沟通包含"我会主动向医疗人员询问一些健康问题""医疗人员会用我能理解的方式解释问题""医疗人员照顾到了我的感受和情绪""医疗人员会让我充分了解我需要的医疗保健信息""医疗人员会让我按照自己的意愿决定医疗保健方案""医疗人员有足够的耐心"这六个问题，采用李克特5级量表测量（"从不"计1分，"总是"计5分），其内部一致性系数（Cronbach's alpha）为0.914。

医生信任的测量包含"总的来说，医生还是可信的""医生会与病人讨论所有可能的治疗方案""医生关心自己的收入比关心病人多""如果医生在治疗中出错，他们会告诉病人"这四个问题，采用李克特5级量表测量（"完全不同意"计1分，"完全同意"计5分），其内部一致性系数（Cronbach's alpha）为0.712。

在对生活方式与健康以及对遗传风险感知的测度上参考北京师范大学学者喻国明、杨雅等人编制的2017年中国居民健康与食品药品安全情况调查问卷，选择糖尿病/高血糖、肥胖、心脏病、高血压、癌症这几种常见的病症，询问"你认为不良生活方式和习惯（如不健康饮食、缺乏锻炼、吸烟等）会在多大程度上影响健康状况？""你认为遗传基因会在多大程度上影响下列健康状况？"采用李克特5级量表测量（"完全不同意"计1

---

① 喻国明，杨雅.健康传播：中国人的接触、认知与认同——基于HINTS模型的实证研究与分析［M］.北京：人民日报出版社，2018：11.

分，"完全同意"计5分），其内部一致性系数（Cronbach's alpha）分别为0.919、0.869。

对健康行为的考察从个人的健康信息获取情况、医疗保健、健康生活和社交媒体上与健康相关的行为等方面展开，并把个人的健康状况、人口统计学资料、社会网络及媒介使用纳入考量。

二、"知"和"信"是医患双方健康沟通的基础要素

理性行为理论在健康沟通研究中的适用性并不强，且模型解释力较弱。该理论假设人们的行为都是理性的，通过健康沟通态度和主观规范能够预测个体行动，但是在对健康沟通行为进行预测时，只有这两个维度并不够，虽然两者都显著影响健康沟通意向，但人们的就医和沟通行为心理，不能简单地从理性行为角度来解释，沟通行为理性不代表沟通内容也足够理性，而在加入医生信任和媒介健康信息接触这两个变量之后模型的预测力增强。这可能是因为从健康传播的角度来看，沟通的展开是建立在传者、信息、受者这三个重要环节之上的，这也是沟通完成的必要条件，态度和规范虽然可以制约沟通，但其仍是以传受关系、传播内容为基础的。对医生的信任反映着沟通主体对沟通对象的评价，媒介健康信息是人们沟通的谈资，知和信是预测健康沟通的基础，而理性行为理论对健康沟通的预测，主要来自自身的态度认知和外部压力，忽略了在健康这样既具有专业性也存在普遍性的话题上，沟通时对信息的掌握和专业人士的信任也必不可少。

除了关注人们的沟通态度、主观规范之外，在促进人们开展健康沟通的时候还应该注意到，对于个人来说，健康沟通由于话题的敏感性和针对性，其本身具有人际传播的特点，它需要双方的互动，也需要相互支持，

掌握和传递充分的信息，肯定和依赖医生的专业性。从健康传播的角度来看，除了要给人们提供足够的信息，还要在个人和医生乃至整个医疗行业之间建立起沟通、信任的桥梁，给他们足够的支持和空间来进行沟通，并及时化解人际沟通不顺时存在的矛盾和误解。从研究的角度来看，健康传播还需要探索更多合适的模型来预测人们的健康行为。值得注意的是，健康传播研究仍不能离开传播的基本结构和框架，新的理论和观点的引入必须建立在传播类型、传播对象和内容的基础上。

三、健康宿命观阻碍医患关系中信息效用的充分发挥

事实上，健康宿命观与人们寻找健康信息的主动性以及寻找渠道之间并不存在相关性，但是它显著影响人们寻找健康信息的频率，健康宿命观越强，寻找健康信息的频率越低，人们寻求健康信息的积极性就会受到影响。健康宿命观的三个维度都与信息寻求频率呈显著负相关关系。与此同时，人们对于信息有用性的评价也随着健康宿命观的增强而变低。有用性评价是在健康信息被接受之后产生的自我感知，它包含着人们对信息运用到实际生活中的评估，也是对信息能为自身带来多少价值的预测，然而这两点受健康宿命观的影响是显著的。不论是在信息采纳阶段对信息的准确性、完整性、及时性和相关性的判断，还是在接受信息后对其有用性和可用性的感知，都与健康宿命观呈显著负相关关系。就像一堵立于传者与受者之间的墙，健康宿命观隔不断渠道，却削弱了信息的威力，阻碍信息效用的充分发挥。

相反，积极的健康信息行为可以减少健康宿命观的负面影响。在健康

宿命观与遗传风险感知、生活方式与健康、健康信息评价这三对关系中，媒介健康信息接触，即通过不同的媒介去寻找健康信息的频率，能够起到调节作用，健康宿命观的负面效应得到相应缓解。矛盾的是，健康宿命观的存在又影响着人们寻求健康信息的频率。也就是说，有着较强健康宿命观的人，需要提高他们寻找健康信息的频率和积极性，以帮助他们获得更为完整的健康知识，并对其做出客观评价。但是健康宿命观强的人，他们寻找健康信息的态度又是消极的，我们需要开展健康教育和健康知识宣传活动来降低他们的健康宿命观，从而提高他们自身寻找健康信息的积极性。需要注意的是，对于教育水平和健康知识水平较高的人来说，积极的健康信息行为并不能进一步降低他们的健康宿命观①，单纯通过向大众传播健康信息，或者健康信息的堆积也可能会让他们产生困惑，造成健康信息过载等负面影响。所以，针对不同的人群我们要采用不同的健康传播方法，明确"授人以渔"的重要性，增强人们自身寻找健康信息的能力，并提供专业化体系化的知识，对互相矛盾的健康信息和内容予以解读，帮助大众建立完整的健康知识、观念、行为的判断和执行体系，促使信息效用发挥。

四、塑造对医生的信任是解决医患沟通矛盾的重要起点

通过研究发现，虽然人们对医生的整体信任度较高，但是与医护沟通的主动性并不高，40%的人很少主动在就医时向医疗人员询问健康问题，

---

① LEE C J, NIEDERDEPPE J, FRERES D. Socioeconomic disparities in fatalistic beliefs about cancer prevention and the Internet［J］. Journal of Communication，2012，62（2）：972-990

尽管医护沟通与医生信任之间存在显著相关。显然，在人们与医疗人员的沟通中还存在着其他影响因素。与研究假设不同的是，健康宿命观虽然影响人们对医生的信任，但是并不影响人们与医护沟通，"讳疾"并不总是"忌医"，人们较为认可医疗人员的表达方式和耐心，这一结果可能是因为人们较低的健康宿命观并不会对其造成影响，另外，人们对医生较高的信任度，使他们与医护沟通时有了更多的信心。这反映出，健康宿命观作为一种观念，其影响更多表现在人们的信念和意志中，如对医生的信任，而对人们现实行为的影响还是较弱的，从信念到行为不是递进关系，更不能用信念去预测行为结果。

从这三者的关系来看，对医疗人员信任的塑造是解决医患沟通矛盾的一个重要出发点，比起健康宿命观，医疗人员自身对于专业性的坚守，所展现出的诚实、奉献精神才是整个医患沟通的核心。他们的无私与职业精神感动了很多人，也给了大家源源不断的希望。人们或许害怕疾病，有着对天灾人祸的无奈以及感叹命运多舛的消极情绪，但是并不害怕面对。专业的解答、如实的描述是我们在面临未知和恐惧时所需要的，也是一剂能够缓解焦虑、悲观情绪，帮助我们与命运正面交手的良药。

第七章

网络社会资本对医患共同体的媒介影响

随着互联网新传播环境的发展，网络社会资本受到媒体报道及媒介呈现的影响，拓展了网络社会资本对医患关系影响的要素。网络的普及给人们带来了技术红利，破除了一定的信息壁垒，使媒体宣传以最快的速度到达受众群体成为现实。与此同时，信息发布门槛降低、受众注意力分散、点击率和收看量等衡量标准甚嚣尘上给当前的媒体环境带来负面干扰。因此，互联网时代媒体报道的影响范围进一步扩大，影响力得到提升，医疗领域的媒体报道也同样对医患关系产生重要影响。

一、就医期望、媒体报道与医患关系的中介效应研究程序

（一）研究方法

通过前期在中国知网、Web of Science 等数据库搜索和梳理，本研究对就医期望、媒体报道、医患关系的研究脉络和研究重难点进行了总结概述，借助国内外已经有的实证量表，进行设计调查问卷。问卷大体分为：人口统计学部分、就医期望测量、医患关系测量、媒体医疗报道的感知测量等四个部分，在统计学意义上探究了媒体报道、就医期望、医患关系三个变量之间的关系。

（二）变量测量

1.就医期望

当前，不少国外学者致力于就医期望、就医满意度量表的开发，本研究采用的是由 Bowling 教授设计的健康服务期望调查问卷（Questionnaire for Patient's Expectations of Health Care）。在设计问卷时，他格外注重对就医流程的划分，整体问卷分为两个子问卷，分别为就医前的评价问卷和就医后的评价问卷。其中，就医前的评价问卷包括患者就医期望评价问卷，该问卷内部一致性信度、结构效度都有较好的测量结果，目前在国外广泛应用于各项研究。Bowling 设计的患者就医期望评价问卷包含医疗服务架构（Structure of Health Care）、医疗服务过程（Process of Health Care）、咨询和治疗（Consultation and Treatment）、诊疗结果（Treatment Outcomes）等4个维度，29个条目。

本研究通过调查分析和整合，调整了国内对于国外量表的翻译问题，完成了量表本土化的改造。在问卷正式发放之前，本研究对问卷量表进行了前测，对部分条目进行调整或删除，以保证问卷内部一致性和结构效度较好。最后将此问卷编写为医院环境和内部构造、就诊过程、医护人员、就诊结果等4个维度，23个条目。此量表为李克特5级量表测量，调查对象从"非常重要""比较重要""一般""比较不重要""非常不重要"的选项中选出一项作为答案。

2.医患关系

对于患方的医患关系的测量，本次研究采用了由 Van 等人（2004）开发的医患关系调查量表，此量表共包含3个维度，15个条目，即对医生的满意度、医生是否平易近人、对自己疾病的态度等。本量表采用李克特5级量表测量，公众接受调查时需要在"非常同意""比较同意""一般""比较不同意""非常不同意"的选项中选出一项作为答案。

3.媒体医疗报道感知

在媒体医疗领域的报道方面，本次研究中主要测量人们对于当前媒体报道的感知情况。对媒体报道的不同认知、态度，将会导致每个人所构建的"拟态环境"产生差异，进而影响人们的行为、习惯。研究者在前期对文献梳理总结的基础上，开展小范围访谈，设计了媒体医疗报道感知问卷，经过反复斟酌和前测，将媒体医疗报道感知的测量定为以下5个条目，涉及媒体报道中的医患和谐程度、报道立场、医生形象、报道客观程度、报道产生的效果影响等。

（三）数据收集

本次问卷在Qualtrics平台设计，采取线上发放的方式进行抽样调查，调查对象可以通过手机端或电脑端进行填写。问卷样本回收后，将所有答案为统一答案、填写时间小于100秒的问卷剔除，共获得有效问卷样本431份，占样本总量的85.9%。

从性别看，431个调查对象中，女性为284人，占样本总量的65.89%。男性为147人，占样本总量的34.11%（见图5）。

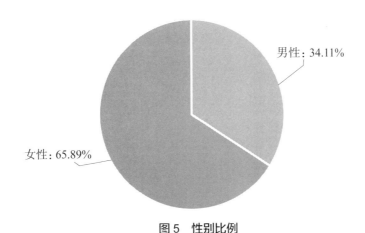

男性：34.11%

女性：65.89%

图5　性别比例

从年龄看，20人年龄集中在20岁以下，占调查问卷总体样本的4.64%；300人年龄集中在20—30岁，占调查问卷总体样本的69.61%；42人年龄集中在 31—40 岁，占调查问卷总体样本的 9.74%；44 人年龄在 41—50 岁，占调查问卷总体样本的 10.21%；24 人年龄在 51—60 岁，占调查问卷总体样本的 5.57%；年龄在 60 岁以上的有 1 个人，人数较少，占调查问卷总体样本的 0.23%（见图 6）。

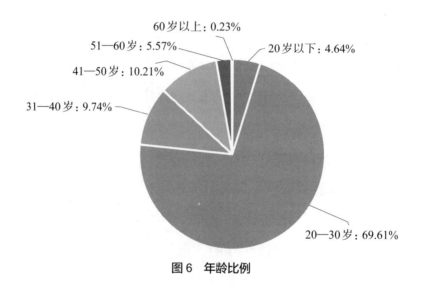

图 6　年龄比例

从学历看，样本中 18 人为初中及以下学历，占调查问卷总体样本的 4.18%；26 人为中专或高中学历，人数相对不多，占调查问卷总体样本的 6.03%；54 人为大专学历，占调查问卷总体样本的 12.53%；187 人为本科学历，占调查问卷总体样本的 43.39%；139 人为硕士研究生，占调查问卷总体样本的 32.25%；7 人为博士研究生，人数相对较少，占调查问卷总体样本的 1.62%（见图 7）。

从家庭月收入看，样本中家庭月收入在 3000 元以下的有 34 人，占调查问卷总体样本的 7.89%；月收入在 3000—5000 元的有 112 人，占调查问卷总体样本的 25.99%；月收入在 5001—10000 元的有 169 人，占调查问卷总体样本的 39.21%；月收入在 10000 元以上的有 116 人，占调查问卷总体样本的 26.91%（见图 8）。

从所学专业或所从事的工作类型来看，所学专业或所从事的工作为医疗类的有 58 人，占调查问卷总体样本的 13.46%；所学专业或所从事的工作为非医疗类的有 373 人，占调查问卷总体样本的 86.54%（见图 9）。

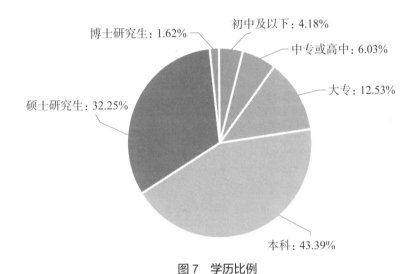

图 7　学历比例

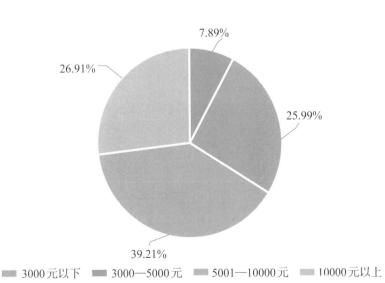

图 8　家庭月收入比例

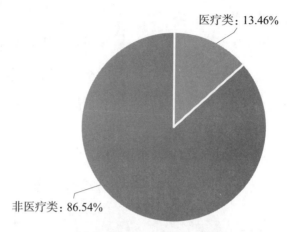

图 9　所学专业或所从事的工作类型比例

从每年去医院的次数看，0 次的有 54 人，占调查问卷总体样本的 12.53%；每年去医院次数为 1—3 次的有 273 人，占调查问卷总体样本的 63.34%；每年去医院次数为 4—6 次的有 66 人，占调查问卷总体样本的 15.32%；每年去医院次数为 7—9 次的有 15 人，占调查问卷总体样本的 3.48%；每年去医院次数为 10—12 次的有 6 人，占调查问卷总体样本的 1.39%；每年去医院 12 次以上的有 17 人，占调查问卷总体样本的 3.94%（见图 10）。

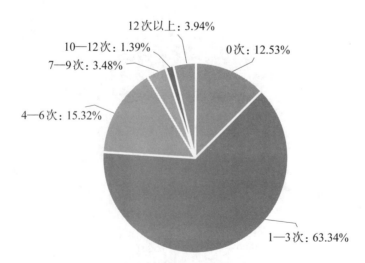

图 10　每年去医院次数比例

在431个调查对象中，作为医方经历过医患纠纷的有16人，占调查问卷总体样本的3.71%；作为患方经历过医患纠纷的有20人，占调查问卷总体样本的4.64%；作为旁观者经历过医患纠纷的有54人，占调查问卷总体样本的12.53%；没有遇到过医患纠纷的有341人，占调查问卷总体样本的79.12%（见图11）。

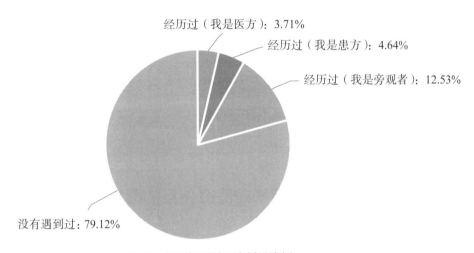

图11 是否经历过医患纠纷比例

二、公众就医期望对医患关系的影响

根据就医期望的数据分析可得，医院环境和内部结构、就诊过程、医护人员、就诊结果这四项期望的平均值分别为4.49分、4.25分、4.57分、4.62分，均远远大于平均值3分，调查对象当前的就医期望非常高，其中对于就诊结果和医护人员的期望高于其他两项，是人们重点在意的项目。

医患关系的数据分析显示，医患关系总体平均值为3.97分，说明调查对象自身的医患关系较好。其中，对于医生的满意度平均值高于后两项，平均值达到4.06分（见表10）。

表10　就医期望和医患关系平均值分析

名称	维度	平均值（分）
就医期望	医院环境和内部结构	4.49
	就诊过程	4.25
	医护人员	4.57
	就诊结果	4.62
平均值（分）		4.48
医患关系	对医生的满意度	4.06
	医生是否平易近人	3.95
	对自己疾病的态度	3.91
平均值（分）		3.97

三、媒体医疗报道感知对医患关系的影响

研究者将"媒体医疗报道感知"作为自变量，"医患关系"作为因变量进行回归分析检验，可由表11得知，$F=28.8927$，$P<0.05$。因此，媒体医疗报道感知对医患关系具有显著差异性。即越是肯定媒体医疗报道带来的正面影响的人，自身医患关系越好。

公众在日常生活中，由于活动范围和知识了解领域都是有限的，对于医疗现状和医疗事业的发展的认知也大多来源于媒体报道，因此媒体报道对塑造人们心中医疗图景起到了重要的作用。当人们对媒体医疗报道的感知偏向正面时，即更加认可媒体在医患关系正向发展中所做的贡献，认为媒体在医疗领域的报道中持有公正、客观的立场，能够促进医患之间的沟通，缓解医患群体之间的矛盾，弱化医患群体的对立情绪，能够正面促进医患关系的发展，对于医患关系有比较乐观和积极的态度倾向，因此有助

于自身医患关系的改善。

四、就医期望作为中介因素影响医患关系

在测量就医期望在媒体报道与医患关系中起到的中介作用时，首先采用 Hayes（2012）编制的 SPSS 宏中的 Model 4（Model 4 为简单的中介模型），在控制性别、年龄的情况下对就医期望在媒体医疗报道感知与医患关系之间的中介效应进行检验（见表 11）。

表 11　就医期望的中介模型检验

回归方程	N=431	拟合指标			系数显著性	
结果变量	预测变量	R	R2	F	B	t
医患关系		0.4108	0.1687	28.8927		
	性别				-0.0616	-0.9967
	年龄				-0.0141	-0.4534
	媒体医疗报道感知				0.311	8.9829
就医期望		0.3277	0.1074	17.1261		
	性别				0.1696	3.5789
	年龄				0.0003	0.0143
	媒体医疗报道感知				0.1734	6.5354
医患关系		0.4978	0.2478	35.0817		
	性别				-0.1298	-2.1729
	年龄				-0.0142	-0.4807
	就医期望				0.4024	6.6907
	媒体医疗报道感知				0.2412	6.9754

表12　总效应、直接效应及就医期望的中介效应分解

	Effect	BootSE	BootLLCI	BootULCI	效应占比
总效应	0.3110	0.0380	0.2350	0.3880	—
直接效应	0.2412	0.0346	0.1733	0.3092	77.56%
就医期望的中介效应	0.0698	0.0139	0.0440	0.0978	22.44%

由表11可知，媒体医疗报道感知对医患关系的作用显著（B=0.311，t=8.9829，p<0.05），且当放入中介变量后，媒体医疗报道感知对医患关系的直接影响作用依然显著（B=0.2412，t=6.9754，p<0.05）。媒体医疗报道的感知对就医期望的作用显著（B=0.1734，t=6.5354，p<0.05），就医期望对医患关系的作用也显著（B=0.4024，t=6.6907，p<0.05）。此外，媒体医疗报道感知对医患关系的直接效应及就医期望的中介效应的Bootstrap95%置信区间的上、下限均不包含0（见表12），表明移动医疗APP使用行为不仅能够直接影响医患信任，而且能够通过线上社会资本的中介作用影响医患信任。该直接效应（0.2412）和就医期望的中介效应（0.0698）分别占总效应（0.3110）的77.56%、22.44%。

患者在就医之前和就医过程中，会对将要进行的就医流程和各个环节、因素产生一定的期望值，就医期望本身会对患者的医患关系产生影响。另外，人们在日常生活中经常会接触到媒体医疗报道，尤其是当今互联网时代，信息获取渠道更加多元便利，因此，媒体报道中所呈现的医疗现状和问题会对患者的医患关系产生影响。

第八章

医患共同体建设的
未来愿景

医患共同体的建立过程，蕴含着深刻的社会文化、体制机制、微观互动等。当下，面对医患共同体发展的时代浪潮，我们将从以下三个维度对医患共同体的未来愿景进行探讨，实现对医患共同体的图景想象。

一、文化浸透：加强社会信任，与多方合作共建医患共同体

（一）加强医患信息互通，重塑社会信任

妥善处理医疗纠纷事件，仅仅凭借公平客观的仲裁制度和良好的体系保障是不够的，需要从人性化和情感化的角度出发，从根本上促使医患双方形成心理认同，端正双方对医患共同体的认知和理解。[①]因此，有必要通过软性的宣传教育途径，使医疗机构、医务工作人员以及普通患者等主体意识到医患和谐的重要价值。一方面，拥有强大引导力和公信力的媒体应正确发挥环境监测功能，向受众传达符合实际的医护形象，促进和谐医患共同体的构建。另一方面，在新媒体备受关注的信息社会，医方也应该加强新媒体矩阵建设，创造医患双方互通互信的交流渠道，这样既能向既有用户和潜在用户展现真实的医院和医生形象，让患方获得足够多的医疗信息，也能让沟通贯穿医疗的各个环节，体现出医务人员对患者知情权的尊重。

（二）构建多方合作关系，提高社会参与度

和谐医患共同体是在广泛的社会参与下实现的，要形成多元化的参与

① 吕小康.风险社会中的医患共同体建设［J］.南京师大学报（社会科学版），2022（3）：68-77.

格局和紧密的参与网络。首先，政府应从国家制度层面起到宏观把控的作用。站在患方的角度，提高国家在医疗卫生事业上的资金投入、健全医疗卫生保障机制，解决公众"看病贵、看病难"问题的同时，保证患者在受到医疗机构不合理对待时有合法渠道保障自身权益。站在医方的角度，应制定与形势发展相适应的有关医疗纠纷处理、医疗场所治安保护等方面的法律法规，保证医生在行医过程中的人身安全，减少医闹、伤医事件的发生。其次，要发展社会中介组织，构筑医患冲突处理的"第三方机构"。各级政府应积极下放权力给民间力量，鼓励相关社会中介组织参与到调节和斡旋医患纠纷的过程中，缓和医患冲突。在出现医院无法解决和处理的纠纷案件时，能立刻有具备公信力的第三方介入，让医患双方都有完善的申诉渠道、透明的裁决体系、公正的司法体系，把医患矛盾的危害降到最低。

二、体制完善：推进医疗体制改革，发挥在线医疗"基层首诊"功能

医患矛盾从根本上反映了有限资源和爆炸式增长人口之间的矛盾。医疗资源的供求不对等和分布不均衡加剧了医患矛盾，而基于移动医疗应用之上的网络医疗的出现在一定程度上缓解了医疗资源的紧张，为病患提供了更高质量的服务。此外，在当前的医疗体制中，部分医生获取灰色收入，容易引起病人不满，使医患共同体走向恶化。而线上的有偿咨询让医生的劳动报酬更加公开透明，有利于激励医生发挥自己的专业技能，也会减少病人的怨气，有利于医患共同体向好的方面发展，对当前的医疗体制改革也具有一定的借鉴意义。在医疗体制改革中，应树立"去行政化"改革新理念，破除长期束缚医院的各类行政性垄断和不当行政管制，使政府、市

场和社会各居其所、相得益彰。此外，分级诊疗制度的推行也将有助于解决"大医院人满为患，小医院无人问津"的问题，网络医疗在一定程度上可以承担"基层首诊"的功能，从而缓解公立三甲医院的诊治压力。

网络医疗将成为未来的主要发展趋势，随着网络技术和远程医疗的发展，"网上问诊"能够在缓解"看病贵、看病难"的问题上发挥更大作用。目前，对于一些常见病和慢性病，有不少互联网医院可在线开具电子处方，并指定专门的配送公司把药送到用户家中。未来，如果该模式能在更大范围内和医保挂钩，会在很大程度上缓解公立医院的接诊压力。当然，网上医疗的发展还需要更加完善的法律监管、制度建设以及国家政策的支持。2018年7月17日，国家卫生健康委员会、国家中医药管理局印发《互联网医院管理办法（试行）》，明确了互联网诊疗行为的法律责任及责任主体，并提出建立省一级的互联网医疗服务监管平台，对于一些符合规定的互联网诊疗行为要制定相应的医保和价格政策等。2019年3月5日，在十三届全国人大二次会议上，李克强总理在《政府工作报告》中也将加快建立远程医疗服务体系，提升分级诊疗和家庭医生签约服务质量作为保障基本医疗卫生服务的11项重点工作之一。今后的医疗体制改革可以在公众参与的基础上，建立完善社会评价体系，通过建立社会舆论监督机制增强医患双方的良性互动，从而推动和谐的医患共同体行稳致远。

三、利益平衡：引导医疗卫生行业公益性质回归，平衡医患利益

健康需求贯穿人类命运始终，医疗卫生行业作为服务于公众健康需要的行业，必须置于社会优先发展的地位。在医药行业引入市场化竞争体制

固然会激发市场活力，但也应带有以人为本的社会公益属性。一方面，国家需要科学规划医疗资源的结构布局，改善目前优质医疗资源在发达地区越发集中的不合理趋向。同时医疗体制改革也需顺应时代发展、循序渐进，合理布局公立、私立等各类医疗机构在市场上的分配，保障公立医疗机构营业能力的同时，避免私立医疗机构出现过度市场化的不良逐利行为。另一方面，注重市场导向引导的同时，兼顾对市场中的"人"的重视，合理协调，促使医患共同体中最为重要的医生和患者的收支平衡，达成医患双方同时作为社会成员的公平交换地位。不论医患哪方，都应在付出有限的劳动或支出的情况下，将效率和利益最大化。这有赖于医方从提高患者满意度的角度强化服务意识，提升诊疗水平，尽可能地减轻患者在就医过程中的经济负担，满足患方的医疗需求和平等信息交换需求。除医生需要具备"医德"外，患者也应该提升自身道德素质水平，给予医生充足的尊重和必要的服从，以增加医生在社会性角度的声望收益，并满足其在尊重和自我实现层面的需求。

四、媒介呈现：媒体报道应真实、全面、客观，促进医患共同体正向发展

媒体对医疗领域的客观报道可以促进医患双方互相理解，避免医患双方对立。媒体真实客观全面的报道为受众提供了一个尽可能贴近现实的"拟态环境"，能够让患者更加放心地通过媒介渠道来了解当前的医疗环境和医学发展情况，真实客观的报道对于促进医患共同体的正向发展起到了重要作用。

进入互联网时代，信息更加平民化、开放化，信息渠道更加多元便捷。

但与此同时，信息发布门槛的降低、受众注意力分散、点击率和收看量等衡量标准甚嚣尘上，给当前媒体环境带来负面干扰。以上这些变化导致部分媒体过度追求流量与数据，丧失了对新闻伦理的坚守，新闻反转、虚假新闻现象迭生。研究发现，社会大众对于医疗领域的报道关注程度总体较高，媒体所呈现的医疗领域现状将会直接影响人们对现实图景的构建，对媒体医疗领域正面感知也关系着患者自身医患共同体的形成。因此，媒体在进行医疗领域报道时，应该全面客观地反映当前的医疗环境，对于医患双方面临的问题与现状予以真实公平呈现，以促进医患共同体正向发展。

在医患纠纷事件中媒体应平衡医患双方的立场，正确引导社会情绪。由于事件的复杂性和敏感性，媒体在报道时更应该做到平衡报道。在以往的医患冲突报道中，部分媒体为了吸引流量和抢先发布独家报道，在新闻信源单一、采访不够扎实的情况下发布了报道，引起"被失声"一方的舆论反扑，使得医患群体更加割裂，对立情绪明显。近几年医患冲突事件频发，媒体应总结以往报道中的经验教训，在尊重新闻传播规律的基础上，将关于医患双方的报道立场和报道数量加以平衡，求证多方信源，从而客观全面地呈现医患纠纷事实。另外，在信息化时代，信息传播速度极快。在医患纠纷事件发生后，网民、自媒体往往先于传统媒体发布、传播相关信息，但因信息良莠不齐、真假难辨，往往容易带偏网络舆论。因此，医患冲突事件发生后，主流媒体和医院等官方机构的政务新媒体应该尽快参与报道和回应，科学客观地引导社会舆论，避免医患双方愈演愈烈的对立情绪蔓延。

媒体应平衡医疗局限性的相关报道，合理引导就医期望。医学的发展如冰山一角，其中不乏曲折与反复的探索和实验，目前应用于临床的科研技术只是一小部分，大部分还处于探讨之中。因此，在当前的医疗环境中，医疗技术的局限性、医疗结果的不确定性、诊治过程中的风险性都是不可避免的。但在过往的媒体报道中，对于医学发展的报道多是对医疗技术的攻关突破的宣传，媒体宣传中较少聚焦医疗的局限性和风险性。社会对当前医疗领域的突破和成功有着很强的关注度，而对医疗的局限性、医生能力的局限性关注较少。媒体大量宣传当前医疗技术领域的突破性成功，可能也会让患者对当前医疗水平的认知产生误差，继而产生过高的就医期望，扰乱患者的就医判断，对于医患共同体的发展走向产生一定的影响。因此，媒体在以后的医疗报道中应该尽量真实反映当前医疗技术发展现状，不仅让民众为医疗技术的突破喝彩，也让人们知道医疗技术和医生的局限性，对民众做科学正面的引导，为医疗行业的良性发展创造良好氛围。

参考文献

［1］陈虹，高云微.医患关系中的话语权重构［J］.新闻与传播研究，2013，20（11）.

［2］陈柳钦.社会资本及其主要理论研究观点综述［J］.东方论坛，2007（3）.

［3］池上新，陈诚.社会资本有利于城乡居民对医生的信任吗？——基于CGSS2012数据的实证研究［J］.人文杂志，2018（1）.

［4］邓朝华，洪紫映.在线医疗健康服务医患信任影响因素实证研究［J］.管理科学，2017，30（1）.

［5］翟学伟.关系研究的多重立场与理论重构［J］.江苏社会科学，2007（3）.

［6］董恩宏，鲍勇.基于医疗质量管理患者信任度评价指标Delphi构建［J］.科技管理研究，2011（24）.

［7］董恩宏，鲍勇.维克森林医师信任量表中文修订版的信效度［J］.中国心理卫生杂志，2012，26（3）.

［8］董恩宏.基于医疗质量管理的患者信任度评价指标体系构建及相关研究［D］.上海：上海交通大学，2012.

［9］房莉杰.中国新医改十年：从社会维度加以观察［J］.文化纵横，2018（5）.

［10］费孝通.乡土中国 生育制度［M］.北京：北京大学出版社，1998.

［11］葛红宁，周宗奎，牛更枫，等.社交网站使用能带来社会资本吗?［J］.心理科学进展，2016，24（3）.

［12］古德.医学、理性与经验：一个人类学的视角［M］.吕文江，余晓燕，余成普，译.北京：北京大学出版社，2010.

［13］郭宁月，刘虹伯，方新文.医患共同体结构性张力的演化［J］.医学与哲学，2019，40（3）.

［14］胡蓉，陈惠芳，徐卫国.移动医疗服务中医患互动对患者感知价值的影响：以知识共享为中介变量［J］.管理科学，2018，31（3）.

［15］胡晓江，杨莉.从一般人际信任到医患信任的理论辨析［J］.中国心理卫生杂志，2016，30（9）.

［16］金兼斌.数字鸿沟的概念辨析［J］.新闻与传播研究，2003，10（1）.

［17］科尔曼.社会理论的基础：上［M］.邓方，译.北京：社会科学文献出版社，1999.

［18］李德玲，卢景国.从患者视角看预设性信任/不信任及其根源［J］.中国医学伦理学，2011，24（2）.

［19］李静，杨晓冬.社交媒体中"医疗众筹"信息分享行为研究：转发还是不转发?［J］.新闻与传播研究，2018，25（2）.

［20］刘宏.论自媒体沟通势能与医患关系的积极传播［J］.现代传播（中国传媒大学学报），2018（9）.

［21］刘少杰.中国市场交易秩序的社会基础：兼评中国社会是陌生社会还是熟悉社会［J］.社会学评论，2014，2（2）.

［22］吕小康.从关系治理到共同体建设：重建医患信任的协同路径［J］.南京师大学报（社会科学版），2020（4）.

［23］吕小康.医患"获得感悖论"及其破局：兼论作为社会心理学议题的医患关系研究［J］.南京师大学报（社会科学版），2019（1）.

［24］邱杰.当代医患纠纷的伦理域界［M］.合肥：安徽大学出版社，2011.

［25］屈英和."关系就医"取向下医患互动的错位与重构［J］.社会科学战线，2010（2）.

［26］苏春艳.当"患者"成为"行动者"：新媒体时代的医患互动研究［J］.国际新闻界，2015，37（11）.

［27］王华，刘金兰.关系就医与关系信任：中国医患形成初始信任判断的认知捷径［J］.中国社会心理学评论，2018（1）.

［28］王天秀，焦剑.医患关系中的患者赋权问题探究：从患者角色的两个维度说起［J］.医学与哲学，2019，40（6）.

［29］徐越如.陌生人社会视野中食品安全的道德问题［J］.理论月刊，2013（10）.

［30］亚当，赫尔兹里奇.疾病与医学社会学［M］.王吉会，译.天津：天津人民出版社，2005.

［31］杨国枢.中国人的心理［M］.南京：江苏教育出版社，2005.

［32］杨国枢.中国人的心理与行为：本土化研究［M］.北京：中国人民大学出版社，2004.

［33］杨中芳，彭泗清.中国人人际信任的概念化：一个人际关系的观点［J］.社会学研究，1999（2）.

［34］姚澄.熟人社会中托人看病现象之初探［J］.医学与社会，2009，22（5）.

［35］喻国明.健康传播：中国人的接触、认知与认同——基于HINTS模型的实证研究与分析［M］.北京：人民日报出版社，2018.

［36］张奎力.赤脚医生与社区医患关系：以社会资本理论为分析范式［J］.社会主义研究，2014（6）.

［37］张自力.健康传播学：身与心的交融［M］.北京：北京大学出版社，2009.

［38］朱艳丽.角色认知与人际互动对医患信任的影响：基于社会资本理论［J］.中国社会心理学评论，2017（2）.

［39］佐斌.中国人的关系取向：概念及其测量［J］.华中师范大学学报（人文社会科学版），2002（1）.

［40］ACKERSON L K，VISWANATH K. The social context of interpersonal communication and health［J］. Journal of health communication，2009，1（14）.

［41］BAKSHY E，MESSING S，ADAMIC L. Exposure to ideologically diverse news and opinion on Facebook［J］. Science，2015（348）.

［42］BANDURA A. Self-efficacy mechanism in human agency［J］. American psychologist，1982，37（2）.

［43］BODE L，VRAGA E K，BORAH P，et al. A new space for political behavior：political social networking and its democratic consequences［J］. Journal of computer-mediated communication，2014，19（3）.

［44］BOURDIEU P. Le capital social: notes provisoires［J］. Actes de la recherche en sciences sociales, 1980（31）.

［45］BOYD D M, ELLISON N B. Social network sites: definition, history, and scholarship［J］. Journal of computer-mediated communication, 2007, 13（1）.

［46］BRASHERS D E, GOLDSMITH D J, HSIEH E. Information seeking and avoiding in health contexts［J］. Human communication research, 2002, 28（2）.

［47］BRENNAN N, BARNES R, CALNAN M, et al. Trust in the health-care provider-patient relationship: a systematic mapping review of the evidence base［J］. International journal for quality in health care, 2013, 25（6）.

［48］BURT R S. The network structure of social capital［J］. Research in organizational behavior, 2000（22）.

［49］BUTLER B S. Membership size, communication activity, and sustainability: a resource-based model of online social structures［J］. Information systems research, 2001, 12（4）.

［50］BUTLER J, CANTRELL R S. A behavioral decision theory approach to modeling dyadic trust in superiors and subordinates［J］. Psychological reports, 1984, 55（1）.

［51］CHECKOWAY B. Core concepts for community change［J］. Journal of community practice, 1997, 4（1）.

［52］COLEMAN J S. Social capital in the creation of human capital［J］. American journal of sociology, 1988（94）.

［53］COMPAINE B M. The digital divide：facing a crisis or creaiting a myth？［M］. Cambridge：MIT Press，2001.

［54］DECKOP J R，CIRKA C C，ANDERSSON L M. Doing unto others：the reciprocity of helping behavior in organizations［J］. Journal of business ethics，2003，47（2）.

［55］DINC L，GASTMANS C. Trust and trustworthiness in nursing：an argument-based literature review［J］. Nurs Inquiry，2012，19（3）.

［56］DUTTA M J，KING A J. Communication choices of the uninsured：implications for health marketing［J］. Health marketing quarterly，2008，25（1/2）.

［57］ELLISON N B，STEINFIELD C，LAMPE C. Connection strategies：social capital implications of Facebook-enabled communication practices［J］. New media and society，2011，13（6）.

［58］ELLISON N B，STEINFIELD C，LAMPE C. The benefits of Facebook "friends"：social capital and college students' use of online social network sites［J］. Journal of computer-mediated communication，2007，12（4）.

［59］ELLISON N B，VITAK J，GRAY R，et al. Cultivating social resources on social network sites：Facebook relationship maintenance behaviors and their role in social capital processes［J］. Journal of computer-mediated communication，2014，19（4）.

［60］ERDEM S A，HARRISON-WALKER L J. The role of the Internet in physician-patient relationships：the issue of trust［J］. Business horizons，2006，49（5）.

［61］EYSENBACH G. The impact of the internet on cancer outcomes
［J］. CA: a cancer journal for clinicians, 2003, 53（6）.

［62］HAMPTON K N, SESSIONS L F, HER E J. Core networks,
social isolation, and new media: how internet and mobile phone
use, network size and diversity［J］. Information, communication
and society, 2011, 14（1）.

［63］DE ZÚÑIGA H G, JUNG N, VALENZUELA S. Social media use for
news and individuals' social capital, civic engagement and political
participation［J］. Journal of computer-mediated communication,
2012, 17（3）.

［64］DE ZÚÑIGA H G, VALENZUELA S. The mediating path to a
stronger citizenship: Online and offline networks, weak ties, and
civic engagement［J］. Communication Research, 2011, 38（3）.

［65］HOVICK S R, LIANG M C, KAHIOR L A. Predicting cancer risk
knowledge and information seeking: the role of social and cognitive
factors［J］. Health communication, 2013, 29（7）.

［66］HUFF L, KELLEY L. Levels of organizational trust in individualist
versus collectivist societies: a seven-nation study［J］. Organization
science, 2003, 14（1）.

［67］HUFFAKER D. Dimensions of leadership and social influence in
online communities［J］. Human communication research, 2010,
36（4）.

［68］KIM Y, HSU S H, DE ZÚÑIGA H G. Influence of social media
use on discussion network heterogeneity and civic engagement: the

moderating role of personality traits [J] . Journal of communication, 2013, 63（3）.

[69] KIM Y. The contribution of social network sites to exposure to political difference：the relationships among SNSs, online political messaging, and exposure to cross-cutting perspectives [J] . Computers in Human Behavior, 2011, 27（2）.

[70] LIN N. Social capital：a theory of social structure and action [M] . Cambridge：Cambridge University Press, 2001.

[71] MAYER R C, DAVIS J H, SCHOORMAN F D. An integrative model of organizational trust [J] . Academy of management review, 1995, 20（3）.

[72] MCNEILL L H, KREUTER M W, SUBRAMANIAN S V. Social environment and physical activity：a review of concepts and evidence [J] . Social science and medicine, 2006, 63（4）.

[73] MORAHAN-MARTIN J M. How internet users find, evaluate, and use online health information：a cross-cultural review [J] . CyberPsychology and behavior, 2004, 7（5）.

[74] MORROW J L, HANSEN M H, PEARSON A W. The cognitive and affective antecedents of general trust within cooperative organizations [J] . Journal of maganerial issues, 2004, 16（1）.

[75] NARAYAN D. Bonds and bridges：social capital and poverty [EB/ OL] . （1999-08-31）. http://documentsl.worldbank.org/curated/en/989601468766526606/pdf/multi-page.pdf.

[76] NEWCOMER L N. Perspective：measures of trust in health care

［J］. Health affairs, 1997, 16（1）.

［77］PORTES A. Social capital: its origins and applications in modern sociology［J］. Annual review of sociology, 1998（24）.

［78］PUTNAM R D. Bowling alone: America's declining social capital［J］. Journal of democracy, 1995, 6（1）.

［79］PUTNAM R D. Bowling alone: the collapse and revival of American community［M］. New York: Simon and Schuster, 2000.

［80］PUTNAM R D. Making democracy work: Civic traditions in modern Italy［M］. Princeton: Princeton University Press, 1993.

［81］PUTNAM R D. Tuning in, tuning out: the strange disappearance of social capital in America［J］. Political science and politics, 1995, 28（4）.

［82］RADWIN L, ALSTER K. Outcomes of perceived quality nursing care reported by oncology patients［J］. Sch inq nurs pract, 1999, 13（4）.

［83］RAMIREZ A, SUMNER E M, SPINDA J. The relational reconnection function of social network sites［J］. New media and society, 2015, 19（6）.

［84］RIDD M, SHAW A, LEWIS G, et al. The patient-doctor relationship: a synthesis of the qualitative literature on patients' perspectives［J］. British journal of general practice, 2009, 59（516）.

［85］SCHOORMAN F D, MAYER R C, DAVIS J H. An integrative model of organizational trust: past, present, and future［J］. Academy of management review, 2007, 32（2）.

[86] STEINFELD C, ELLISON N C, LAMPE C. Social capital, self-esteem, and use of online social network ties: a longitudinal analysis [J]. Journal of applied developmental psychology, 2008, 29（6）.

[87] SZTOMPKA P. Trust: a sociological theory [M]. New York: Cambridge University Press, 1999.

[88] TAHKTEVEV Y, GRUZD A, WELLMAN B. Geography of Twitter networks [J]. Social networks, 2012, 34（1）.

[89] VALENZUELA S, PARK N, KEE K F. Is there social capital in a social network site? —Facebook use and college students' life satisfaction, trust, and participation [J]. Journal of computer mediated communication, 2009, 14（4）.

[90] VISWANATH K, STEELE W R, FINNEGAN J R. Social capital and health: civic engagement, community size, and recall of health messages [J]. American journal of public health, 2006, 96（8）.

[91] WELLMAN B, BOASE J, CHEN W. The networked nature of community: online and offline [J]. IT and society, 2002, 1（1）.

[92] WELLMAN B, HAASE A Q, WITTE J, et al. Does the internet increase, decrease, or supplement social capital? social networks, participation, and community commitment [J]. American behavioral scientist, 2001, 45（3）.

后　记

　　医患关系一直都是中国社会面临的复杂议题之一。在复杂性、流动性与不确定性交织的风险社会背景下，医患关系成为医患双方为应对现代性风险而采取行动带来的必然结果。

　　当前，关于医患关系建立的主张仍停留在医与患的合作本身，而未能从更全面、更广阔的视野来考虑医患关系治理和医患共同体建设的路径。为推动医患关系的良性发展，学界与业界曾积极提出构建医患共同体的主张。本书渴望通过对医患共同体中多元化因素的分析，获得医患共同体建设中的核心因素，从而提供科学合理的沟通对策，探索新媒体时代医患共同体重构的合理性与必然性。书中的相关研究结果对于提升医患双方的沟通与行为效率以及构建和谐医患共同体具有十分重要的现实意义，而这也是本书的写作初衷。

　　立足而望，数字技术所带来的浪潮滚滚向前，我们希望能从健康传播中的独特视域，管窥医患共同体的价值所在与图景构建。医患共同体边界的拓展带来了医患共同体的新战略、新平台、新技术及新秩序：2009 年的新医改及新时代"健康中国"战略的部署实施，为医患共同体建构赋予了新的内容与内涵；互联网医疗平台的发展改变了医患共同体的权力格局和互动过程，深化了医患共同体的现实实践；数字技术改变了患者的就医需求，改善了患者的就医体验，增强了患者对医疗的制度性信任，为医患共同体的"信任"拓展赋能，有助于弥合医患共同体的信任裂缝；社会关系导向下中国医患共同体呈现新的复杂语境，传统文化影响下的"人情"取向、国家医疗体系和医院制度改革、媒体报道及公众"健康观"均深刻影响我国医患共同体的构建，呈现具有本土特色的复杂样态。

诚然，医患共同体的建立过程离不开媒介逻辑与未来传播的独特作用，也蕴含着深刻的社会文化、体制机制、微观互动等。我们从医患共同体的建立出发，以医患之间、医患与社会环境之间的互动过程为依托，以期在关系改善、结构调整中实现社会信任，维系社会内部的凝聚力。相信通过各位同道者的砥砺前行，这一愿景也终将在发展中得以实现。

本书由国家社科基金项目"网络社会资本对我国新型医患关系建构的影响研究（18BXW086）"的项目成果集合编撰而成。课题组成员参与了实证调研、资料收集、观点讨论与成文的诸多环节，在团队的群策群力下终成此书。感谢北京师范大学新闻传播学院研究生郅慧、温烨宁、侯颖、马晋雅、刘钰菡、王璐瑶、杜玥的理论研究与实证探索，正是她们一直以来的努力和付出，使本书在充满未知与挑战的学术道路上坚定前行，凝聚成医患共同体与健康传播的点点星光。在此，再次向她们表示诚挚的感谢！

终点亦是新的起点。前路漫漫，谨以此书作为相关研究的微小一隅，进行探索性尝试。不足与缺憾，还请各位学界与业界同人批评指正。

周 敏

2023 年 2 月 7 日于北京师范大学

图书在版编目（CIP）数据

医患共同体：数字健康传播的图景想象 / 周敏，郅慧著. —北京：中国国际广播出版社，2023.7

（京师传播文丛）

ISBN 978-7-5078-5360-5

Ⅰ. ① 医… Ⅱ. ① 周… ② 郅… Ⅲ. ① 医药卫生人员－人际关系学－研究 Ⅳ. ① R192

中国国家版本馆CIP数据核字（2023）第118595号

医患共同体：数字健康传播的图景想象

著　　者	周　敏　郅　慧
责任编辑	张　玥
校　　对	张　娜
版式设计	陈学兰
封面设计	赵冰波

出版发行	中国国际广播出版社有限公司 [010-89508207（传真）]
社　　址	北京市丰台区榴乡路88号石榴中心2号楼1701
	邮编：100079
印　　刷	环球东方（北京）印务有限公司

开　　本	710×1000　1/16
字　　数	110千字
印　　张	8.5
版　　次	2023 年 9 月　北京第一版
印　　次	2023 年 9 月　第一次印刷
定　　价	38.00 元